मोटापा
कारण और बचाव

प्रस्तुत पुस्तक में रोग, उपचार एवं स्वास्थ्य संबंधी जो उपाय/सुझाव बताए गए हैं उन्हें अपनाने से पूर्व संबद्ध चिकित्सा विशेषज्ञ से परामर्श अवश्य कर लें।

मोटापा
कारण और बचाव

एस.के. शर्मा

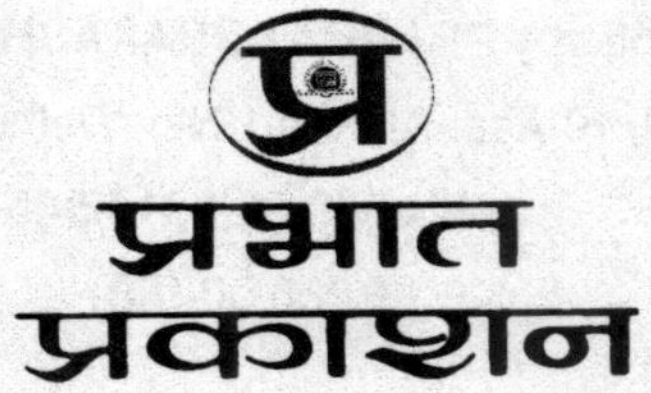

प्रकाशक

प्रभात प्रकाशन प्रा. लि.

4/19 आसफ अली रोड, नई दिल्ली–110002

फोन : 23289777 • हेल्पलाइन नं. : 7827007777

इ–मेल : prabhatbooks@gmail.com ❖ वेब ठिकाना : www.prabhatbooks.com

संस्करण

2024

पेपरबैक मूल्य

दो सौ पचास रुपए

मुद्रक

नरुला प्रिंटर्स, दिल्ली

MOTAPA : KARAN AUR BACHAV

(Obesity : Causes & Prevention)

by S.K. Sharma

Published by **PRABHAT PRAKASHAN PVT. LTD.**

4/19 Asaf Ali Road, New Delhi-110002

ISBN 978-81-7315-545-1

₹ 250.00 (PB)

सर्वेऽपि सुखिनः सन्तु सर्वे सन्तु निरामयाः।
सर्वे भद्राणि पश्यन्तु मा कश्चिद् दुःखभाग्भवेत्॥

—सभी सुखी हों। सभी नीरोग हों। सब मंगलों का
दर्शन करें। कोई भी दुःखी न हो।

प्राक्कथन

हमारे शास्त्रों में कहा गया है—'शरीरमाद्यं खलुधर्म साधनम्', 'उत्तम सुख नीरोगी काया', 'जैसा तन वैसा मन', 'स्वस्थ शरीर में ही स्वस्थ मन का वास होता है' आदि। ये सूक्तियाँ केवल तोते की तरह रटने या पाठ करने के लिए नहीं, अपितु ये और ऐसी ही अनेक सूक्तियाँ तथ्यपरक हैं। इनमें हमारे मनीषियों के जीवन का निचोड़ सन्निहित है। आप इनपर जितनी गहराई से सोचेंगे, मनन करेंगे, दैनिक जीवन में इन्हें अपनाएँगे उतनी ही इनके विभिन्न अर्थों और भावों की परतें धीरे-धीरे खुलती जाएँगी, जो अंततः हमारे जीवन को नई रोशनी दिखाकर उसे सार्थक और उपयोगी बना देंगी।

संसार में स्वास्थ्य, भोजन, पोषण, संतुलित आहार, विटामिन्स, खनिज पदार्थ, साग-सब्जी, फलों, जड़ी-बूटियों पर जितना लिखा गया है उतना शायद ही किसी अन्य विषय पर लिखा गया हो। भोजन ही हमारे शरीर की वह आधारशिला है जिस पर हमारा जीवन निर्भर है। असंतुलित भोजन, असमय भोजन करना, खान-पान में अनियमितता, ऋतु-विरुद्ध भोजन, दोषपूर्ण और भ्रष्ट जीवन-शैली, गलत दिनचर्या आदि ऐसे कारण हैं जो अधिकांश रोगों के जन्मदाता हैं; उनमें मोटापा भी एक भयावह रोग है।

मोटापे की अवहेलना करना कई अन्य रोगों को निमंत्रण देना है। बँधे-बँधाए नियमों और केवल भोजन तालिकाओं के अनुसार भोजन करने, श्रम कम करने, अकर्मण्य जीवन बिताने, खाने को ही जीवन का ध्येय मानने, दूसरों को देख-सुनकर या अधकचरी पटरी छाप अनर्गल और आधारहीन किताबें पढ़ने, मोटापे को भाग्य का खेल समझने तथा मनमानी करने से मोटापा कभी कम नहीं होगा। यदि होगा भी तो अस्थायी तौर पर होगा। जब सभी साधनों का प्रयोग करने पर भी मोटापा कम नहीं होता तो रोगी खिन्न, हताश और निरुत्साहित होकर सभी प्रयत्न बंद करने पर विवश हो जाता है। वह या तो गलत लोगों के बहकावे में आ जाएगा या निराशा की स्थिति में पड़कर उदासीन हो जाएगा। हमारा प्रयत्न ऐसे निराश

रोगियों को सही मार्ग दिखाकर उन्हें समुचित उपाय करने के लिए प्रेरित करके उनमें आशा और विश्वास की किरण जाग्रत् कर उनका मनोबल बढ़ाना है। पाठकों की सुविधा और मार्गदर्शन के लिए पुस्तक में कद, भार, भोजन, कैलोरी आदि पर उपयोगी तालिकाएँ दी गई हैं, जिन्हें पाठकगण अवश्य पढ़ें।

इस पुस्तक में हमने उन सभी उपायों का विस्तार से वर्णन करने का प्रयत्न किया है जिनसे मोटापे पर काबू पाया जा सकता है। ये उपाय एक निरंतर प्रक्रिया हैं। जैसे आप भोजन प्रतिदिन करते हैं और अन्य दैनिक कार्य भी करते हैं, ठीक उसी प्रकार मोटापे को कम करने के उपाय भी आपकी दैनिक दिनचर्या का अटूट और अभिन्न अंग बन जाने चाहिए। एक बार वजन कम हो गया तो यह कभी न समझें कि आपको सदा के लिए मोटापे से छुटकारा मिल गया है। अत: आप सदैव भोजन, शारीरिक श्रम एवं विश्राम में संयोजन और आनुपातिक तालमेल स्थापित करते हुए जीवन बिताएँ। कोई भी विधि अपनाने से पूर्व किसी योग्य व अनुभवी चिकित्सा विशेषज्ञ से पूर्ण मार्गदर्शन ले लें।

प्रस्तुत पुस्तक को लिखने में अनेक पत्रिकाओं, समाचार-पत्रों, लेखों, पुस्तकों, टी.वी. कार्यक्रमों और वार्त्ताओं से पर्याप्त ज्ञानवर्द्धन और सहयोग प्राप्त हुआ है। इन सभी से प्राप्त जानकारियाँ पुस्तक की उपादेयता बढ़ाने में सहायक हुई हैं। मैं सभी संबद्ध स्रोतों और महानुभावों के प्रति अपनी कृतज्ञता ज्ञापित करता हूँ। किसी नाम विशेष का उल्लेख नहीं किया जा सका, जिसके लिए मैं क्षमाप्रार्थी हूँ।

—एस. के. शर्मा

मोटापे से संबद्ध कुछ धारणाएँ

"लोग प्रायः समझते हैं कि वजन कम करने से रोग या कमजोरी हो जाती है और कम खाने एवं व्रत रखने से स्वास्थ्य-हानि हो सकती है; परंतु वस्तुतः सच्चाई इन (गलत) धारणाओं के सर्वथा विपरीत है।"

"किसी भी व्यक्ति का सामान्य शारीरिक वजन उसके कद, आयु, शारीरिक ढाँचे, मानसिक स्वास्थ्य और शारीरिक अवस्था के अनुपात में होना चाहिए। किसी भी प्रकार का अतिरिक्त शारीरिक मोटापा और मांस का भार शरीर की रासायनिक प्रक्रिया को अस्त-व्यस्त कर देता है।"

"संभ्रांत और धनी समाज में मोटापा पाचन संबंधी एक आम रोग है। इसका संबंध समय से पूर्व मृत्यु लाने और अन्य भयानक रोगों से है। यह व्यक्ति की कार्यक्षमता और आनंदमय जीवन का ह्रास कर देता है।"

—डेविडसन

"मोटापा एक ऐसी अवस्था है, जिसमें मांसपेशियों के नीचे अधिक मांस एकत्र हो जाता है। अधिक मांस का जमा होना आवश्यकता से अधिक खाने और शरीर द्वारा ऊर्जा का उपयोग न कर पाने के कारण होता है। उस व्यक्ति को मोटा कहा जाएगा, जिसके शरीर का भार निर्धारित तालिका से 20 प्रतिशत या इससे अधिक है। आज के युग में मोटापा गलत खान-पान, रहन-सहन और अनियमित जीवन बिताने का एक (भयावह) परिणाम है।"

—हैरीसन

"अधिक खाना और बार-बार खाते ही जाना, परंतु उसके अनुपात में अपेक्षित शारीरिक व्यायाम न करना, निठल्ला जीवन व्यतीत करना ही मोटापे के मूल कारण हैं।"

अनुक्रम

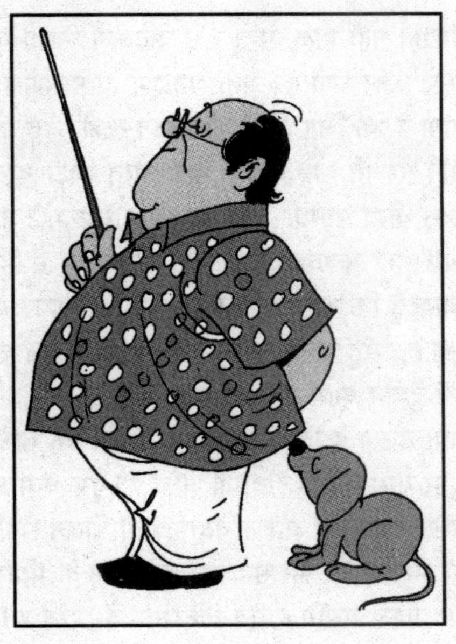

1
मोटापा क्या है?

मोटापा ऐसी अवस्था है, जिसमें मांस शरीर में इकट्ठा होकर त्वचा के नीचे निरंतर जमा होता रहता है। विशेषज्ञों ने मोटापे से संबंधित कुछ मानक निर्धारित किए हैं, जिनमें सामान्य वजन, सामान्य से 10 या 20 प्रतिशत अधिक वजन या इससे भी अधिक वजन की तालिकाएँ दी गई हैं। सामान्य से 10 प्रतिशत वजनवाले लोगों को मध्यम वर्ग के मोटापे और 20 प्रतिशत या इससे अधिक वजनवाले लोगों को अत्यधिक मोटापे की श्रेणी में रखा गया है।

मोटापे का आकलन शरीर के कद को आधार मानकर किया गया है। इस विभाजन में छोटा, मझला और लंबा कद—तीन श्रेणियाँ रखी गई हैं। इन्हीं श्रेणियों को आधार मानकर ही यह निर्णय किया जाता है कि अमुक व्यक्ति वास्तव में किस श्रेणी में गिना जाएगा। कुछ लोग इतने मोटे नहीं होते जितने वे दिखते हैं। इसके विपरीत कुछ लोग मोटे होते हुए भी देखने में मोटे नहीं लगते। लंबे लोगों का मोटापा उनके शरीर की

लंबाई के कारण दृष्टिगत नहीं होता, परंतु छोटे कदवाले ज्यादा मोटा न होने पर भी अनुपातत: अधिक मोटे नजर आते हैं। अत: 'मोटापा' एक सापेक्ष शब्द है।

प्राय: देखा गया है कि जिन लोगों की गरदन लंबी, धड़ छोटा और टाँगें लंबी होती हैं, वे मोटा होने पर भी मोटे नहीं दिखते। परंतु छोटी गरदन, लंबे धड़ और छोटी टाँगोंवाले व्यक्ति थोड़ा सा मोटा होने पर भी अधिक मोटे नजर आते हैं। इससे सिद्ध होता है कि शरीर की बनावट और लंबाई का मोटापे से सीधा संबंध है।

प्राय: कहा जाता है कि शरीर के गठन, लंबाई, पतलापन या मोटापे का वंश-परंपरा से सीधा संबंध है, परंतु इसके अनेक अपवाद भी हैं। अपवाद न हों तो नियम को सत्य सिद्ध करना दुष्कर कार्य बन जाएगा।

प्रश्न स्वभावत: उठता है कि आवश्यकता से अधिक खानेवाले ही मोटे होते हैं और उनके शरीर पर मांस की परतें चढ़ती जाती हैं! क्या कम खानेवाले लोग मोटे नहीं होते या हो सकते? क्या सही और उचित मात्रा में भोजन लेनेवाले मोटे नहीं होते या हो सकते? क्या उनका शरीर-भार सदा सामान्य सीमा के भीतर ही रहता है? ऐसे और इसी से संबंधित प्रश्न प्रासंगिक एवं तर्कसंगत हैं; परंतु इन सबका उत्तर देना इतना आसान नहीं, क्योंकि मोटापे का कारण केवल अधिक खाना ही नहीं, इसके अन्य कारण भी हैं, जिनकी सविस्तार चर्चा अगले अध्यायों में की जाएगी।

सबसे पहले निम्न तालिका को ध्यान से पढ़ें, जिसमें कद या शरीर की लंबाई, आयु और लिंग को आधार मानकर मोटापे की स्थिति को विभिन्न श्रेणियों में बाँटा गया है। हमारे विचार से आयु को मोटापे का आधार मानकर वर्गीकरण करना तर्कसंगत प्रतीत नहीं होता, बल्कि शरीर की लंबाई को ही वास्तविक आधार मानकर ऐसा करना अधिक उपयुक्त होगा। पाठकों की सुविधा के लिए आयु और कद के आधार पर मानक तालिका प्रस्तुत है।

आयु और कद के अनुपात में शरीर-भार की तालिका

शरीर का आदर्श वजन और ऊँचाई

ऊँचाई (सें.मी. में)	**आयु** **18-22** (वजन : कि.ग्रा. में)	**23-27**	**28-32**	**33-37**
150	45.5	47.0	48.3	49.4
152	46.2	47.8	49.7	50.4
154	47.1	48.7	50.3	51.4

156	48.0	49.7	51.2	52.6
158	49.5	50.8	52.5	53.7
160	50.0	52.0	53.7	54.9
162	51.2	53.2	54.9	56.1
164	52.4	54.4	56.2	57.2
166	53.7	55.7	57.6	59.0
168	55.1	57.2	59.9	60.0
170	56.5	58.7	60.6	62.2
172	58.2	60.2	62.1	63.9
174	59.9	61.7	63.7	65.9
176	61.0	63.3	65.3	67.3
178	62.5	64.9	67.0	69.0
180	64.1	66.5	68.7	70.7
182	65.7	68.1	70.4	72.4
184	67.3	69.7	72.1	74.1
186	68.9	71.4	73.8	75.8
188	70.5	73.1	75.6	77.8
190	72.1	74.8	77.4	79.6

नोट : *उपर्युक्त तालिका 18 से 37 वर्ष के व्यक्तियों के संदर्भ में है।*

	38–42	**43–47**	**48–52**	**53 से ऊपर**
150	49.8	50.1	50.3	50.5
152	50.8	51.1	51.3	51.5
154	51.9	52.2	52.4	53.1
156	53.0	53.3	53.6	53.7
158	54.1	54.4	54.7	54.9
160	55.3	55.7	56.0	56.3
162	56.6	57.0	57.4	57.7

164	58.0	58.5	58.9	59.2
166	59.5	60.0	60.4	60.8
168	61.1	61.6	62.0	62.4
170	62.8	63.2	63.7	64.1
172	64.5	65.0	65.5	65.9
174	66.2	66.7	67.3	67.7
176	67.9	68.4	69.1	69.5
178	69.9	70.2	70.9	71.3
180	71.3	72.0	72.9	73.2
182	73.0	73.8	74.5	75.1
184	74.8	75.6	76.3	77.0
186	76.6	77.4	78.1	78.9
188	78.4	79.2	79.9	80.8
190	80.2	81.2	81.7	82.7

नोट : *± 100 प्रतिशत वजन को प्राय: 'सामान्य' माना जाता है; परंतु ± 15–20 प्रतिशत वजन 'अधिक वजन' माना जाता है; 20 प्रतिशत से अधिक वजन 'असामान्य और अत्यधिक' की श्रेणी में गिना जाता है।*

नीचे दी हुई तालिका, जो वयस्कों (महिलाओं और पुरुषों) के लिए समान रूप से लागू है, देखकर इस विभाजन के आधार पर अपने वजन का आकलन करें।

ऊँचाई (बिना जूता पहने मीटर में)	**समान भार (फुट इंच में)**	**स्वीकृत मानदंड से 20 प्रतिशत कम**	**स्वीकृत सीमा**	**सामान्य मोटापे की अवस्था**	**अत्यधिक मोटापा**
1.45	4.9	34	42–53	63	84
1.48	4.10	35	44–53	66	88
1.50	4.11	36	45–46	68	90
1.52	5.0	37	46–58	69	90
1.54	5.1	38	47–58	69	92
1.56	5.1	39	46–61	73	97
1.58	5.2	40	56–62	75	100

1.60	5.3	41	51–64	77	102
1.62	5.4	42	52–66	79	105
1.64	5.5	43	53–67	81	108
1.66	5.5	44	55–69	83	110
1.68	5.6	45	57–71	85	113
1.70	5.7	46	58–72	87	116
1.72	5.8	47	59–74	89	118
1.76	5.9	50	62–77.5	93	124
1.78	5.10	50	62–77.5	93	124
1.80	5.11	51	63–83	95	127
1.82	6.0	52	66–83	99	132
1.84	6.0	54	68–85	102	136
1.86	6.1	55	69–88	104	138
1.88	6.2	57	71–88	106	141
1.90	6.3	58	72–90	108	144
1.92	6.4	59	74–92	111	147

नोट : *कुपोषण की स्थिति तब होती है जब कोई व्यक्ति स्वीकृत सीमा से 20 प्रतिशत कम वजन का हो। इस सीमा से भी यदि भार कम है तो वह भुखमरी की स्थिति में कहा जाएगा।*

उपर्युक्त तालिकाओं का अध्ययन करने पर पता लगाना कठिन नहीं होगा कि अमुक व्यक्ति अपने शरीर की लंबाई के आधार पर किस श्रेणी में आएगा। यदि सामान्य शरीर-भार से शरीर पर मांस की मात्रा 10 प्रतिशत अधिक या इसके आस-पास है तो उसे मोटा करार न देकर मध्यम वर्ग के मोटापे में गिनना चाहिए। जिनका वजन 20 प्रतिशत या इससे भी अधिक है, वे अवश्य 'अति मोटे' व्यक्तियों की श्रेणी में परिगणित होंगे। उक्त अंतिम स्थिति ही अनेक भयावह और दुरूह रोगों की जननी है। निम्नलिखित दिशा-निर्देशों और मानकों का पालन करके इन भयानक रोगों पर नियंत्रण रखा जा सकता है—

- ★ उपर्युक्त आँकड़े विश्व भर में स्वीकृत हैं; इन्हीं को मानदंड मानकर निर्णय किया जाता है कि अमुक व्यक्ति किस हद तक मोटा है।
- ★ यदि आपका शरीर-भार ऊपर दिए गए मानदंड से 10 प्रतिशत कम है तो आपका वजन सामान्य वजन से कम है, अत: आप 'Underweight' हैं।

★ यदि आपका शरीर-भार आपके शारीरिक ढाँचे के आधार पर 10 प्रतिशत अधिक है तो आप 'Overweight' हैं।

★ उक्त दोनों स्थितियों के विपरीत यदि आपके शारीरिक ढाँचे के आधार पर आपका शरीर-भार सामान्य भार से 20 प्रतिशत या इससे अधिक है तो आप निश्चित रूप से मोटे (Oblse) हैं और यह स्थिति प्रकृति की चेतावनी का संकेत है।

★ कोई भी निर्णय लेने से पहले अपने चिकित्सक से परामर्श अवश्य कर लें।

★ उपर्युक्त तालिकाओं में इंगित वजन सामान्य कपड़े पहने हुए तय किए गए हैं। इनमें जूतों का वजन शामिल नहीं है।

□

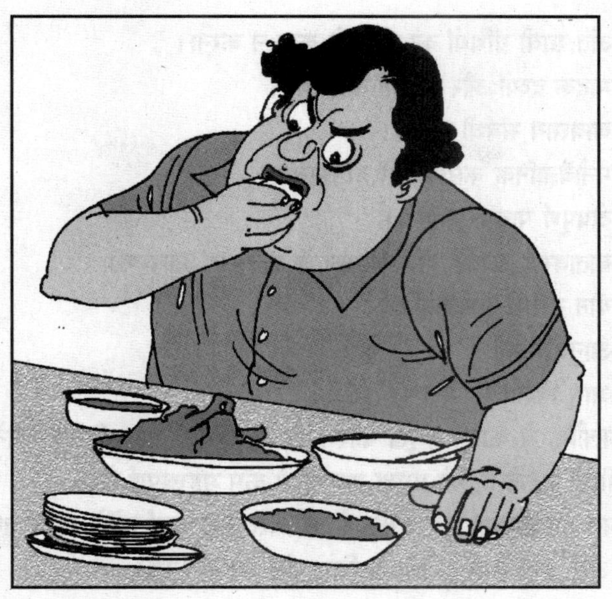

2

मोटापा होने के कारण

मोटापा बढ़ने का कोई एक कारण नहीं होता। विशेषज्ञों, आहारविदों, चिकित्सकों और वैकल्पिक चिकित्सा के विशेषज्ञों ने इस रोग के अनेक कारण बताए हैं, जिनमें से प्रमुख और प्राय: सर्वमान्य कारण निम्नलिखित हैं—

1. अधिक भोजन करना और बिना भूख के कुछ-न-कुछ खाते-पीते रहना।
2. शारीरिक श्रम का अभाव और आरामदायक जीवन-शैली।
3. कार्बोहाइड्रेट (कार्बोज) और वसा का आवश्यकता से अधिक उपयोग।
4. अपौष्टिक और असंतुलित भोजन।
5. भोजन और शारीरिक श्रम में असमानता।
6. संपन्नता, अधिक सुख और सामाजिक प्रतिष्ठा।
7. माता-पिता, बड़े-बूढ़ों और अभिभावकों का प्रेम।

8. अंत:स्रावी ग्रंथियों का ठीक से काम न करना।
9. मादक द्रव्यों और दवाओं का सेवन।
10. व्यवसाय संबंधी कारण।
11. मनोवैज्ञानिक कारण और हीनभावना।
12. दोषपूर्ण पाचन-प्रणाली।
13. वातावरण, प्रकृति और स्वभाव के प्रतिकूल आचरण।
14. यौन संबंधी समस्याएँ।
15. आनुवंशिकता।
16. आयु विशेष में मोटापा।

हालाँकि ये कारण प्रमुख कारण ही हैं, परंतु इनके अतिरिक्त अनेक गौण कारण भी हो सकते हैं, जो प्रमुख कारणों से कम महत्त्वपूर्ण हैं।

अब हम क्रमवार प्रमुख कारणों पर विस्तार से चर्चा करेंगे, ताकि तथ्य स्पष्ट हो जाएँ और शंका तथा दुविधा के लिए कोई स्थान न रहे।

1. अधिक भोजन करना

प्राय: देखा गया है कि कुछ लोगों को मुँह चलाते रहने की आदत होती है। वे प्राय: कुछ-न-कुछ खाते ही रहते हैं, भले ही भूख न हो। इस प्रकार के खाने का संबंध भूख से न होकर आदत से है। यानी सदा खाते रहना उनकी आदत का एक अभिन्न अंग बन जाता है। ऐसे लोग यह भूल जाते हैं कि भोजन केवल इसलिए किया जाता है कि हमारे शरीर को विभिन्न कार्यों को संपन्न करने के लिए पर्याप्त ऊर्जा मिलती रहे।

बार-बार और अधिक मात्रा में खाते रहने से हमारे पाचन-तंत्र पर अनावश्यक बोझ पड़ता है, जिससे उसे सामान्य रूप से अधिक काम करना पड़ता है। पाचन संबंधी अंगों को आराम न मिलने के कारण वे अतिकार्य और तनाव की स्थिति में आ जाते हैं। असमय और अधिक मात्रा में खाया गया भोजन शरीर में पाचक रसों से हीन होकर मेद में परिणत हो जाता है।

आहार विशेषज्ञों ने शरीर के भार और शारीरिक श्रम को ध्यान में रखते हुए कुछ मानक निर्धारित किए हैं। इन आँकड़ों के अनुसार व्यक्ति को अपने वजन और शारीरिक श्रम के आधार पर कितनी कैलोरी का भोजन करना चाहिए, इसे निम्नांकित तालिका से जाना जा सकता है—

व्यक्ति का वजन	कार्यालय में हलका काम करनेवाले व्यक्ति के लिए कैलोरी	मध्यम दर्जे का काम करनेवाले व्यक्ति के लिए कैलोरी	अधिक श्रम करनेवाले व्यक्ति के लिए कैलोरी
कम वजन	35	40	45
सामान्य वजन	30	35	40
अधिक वजन	20	25	30

नोट : *उपर्युक्त कैलोरी ऊर्जा शरीर के प्रति कि.ग्रा. भार पर आधारित है।*

मान लीजिए, कम वजनवाले एक व्यक्ति का शारीरिक वजन 40 कि.ग्रा. है और वह कार्यालय में बैठकर काम करता है तो उसे 24 घंटे में 40 × 35 = 1400 कैलोरी का भोजन लेना पर्याप्त होगा। इसी प्रकार एक सामान्य व्यक्ति का वजन 60 कि.ग्रा. है तो उसे 60 × 30 = 1800 कैलोरी का भोजन पर्याप्त होगा, यदि वह भी किसी कार्यालय में बैठकर काम करता है। ध्यान से देखें तो ज्ञात होगा कि जैसे-जैसे कार्य-भार बढ़ता है वैसे-वैसे कैलोरी की मात्रा भी बढ़ती जाएगी। यानी साधारण सूत्र यह हुआ कि कम कार्य-भार बढ़ता है तो वैसे ही कैलोरी की मात्रा भी बढ़ जाएगी। यानी साधारण सूत्र यह हुआ कि कम कार्य-भार में कम कैलोरीवाला भोजन और अधिक कार्य-भार में अधिक कैलोरीवाला भोजन लेना होगा; क्योंकि अधिक व भारी-भरकम काम करने से शरीर की ऊर्जा की अधिक खपत होगी और इस अभाव की पूर्ति के लिए शरीर को अधिक कैलोरीवाले भोजन की आवश्यकता होगी।

दूसरे, यदि किसी का वजन सामान्य से कम है, परंतु उसे अधिक श्रमवाला कार्य करना पड़ रहा है तो उसे अधिक कैलोरी-युक्त भोजन की आवश्यकता होगी। इसी प्रकार आप बड़ी आसानी से सभी वर्गों की कैलोरी की आवश्यकता का ब्योरा तैयार कर सकते हैं। कैलोरी भोजन की ऊर्जा मापने का एक साधन है, या यों कहें कि कैलोरी ऊर्जा का मात्रक है। आहार विशेषज्ञ किसी व्यक्ति की आहार-तालिका तैयार करते समय उसकी आयु, लिंग, व्यवसाय, कार्यक्षमता, शरीर की सामान्य और पाचन स्थिति, रोग-स्थिति आदि को ध्यान में रखकर ही समुचित कैलोरी पर आधारित भोजन का विवरण तैयार करते हैं।

प्रसंगवश हम नीचे आयु के आधार पर आवश्यक दैनिक कैलोरी के भोजन की साधारण जानकारी दे रहे हैं—

आयु-वर्ग	दैनिक कैलोरी की आवश्यक मात्रा
6 माह तक	120 कैलोरी प्रति कि.ग्रा. शरीर-भार के हिसाब से
7-12 माह	100 कैलोरी प्रति कि.ग्रा. शरीर-भार के हिसाब से
1-3 वर्ष	1200 कैलोरी प्रतिदिन
4-6 वर्ष	1500 कैलोरी प्रतिदिन
7-9 वर्ष	1800 कैलोरी प्रतिदिन
10-12 वर्ष	2100 कैलोरी प्रतिदिन
13-15 वर्ष (लड़के)	2500 कैलोरी प्रतिदिन
13-15 वर्ष (लड़कियाँ)	2200 कैलोरी प्रतिदिन
16-18 वर्ष (लड़के)	3000 कैलोरी प्रतिदिन
16-18 वर्ष (लड़कियाँ)	2200 कैलोरी प्रतिदिन
पुरुष—हलका श्रम करनेवाले	2200 कैलोरी प्रतिदिन
पुरुष—मध्यम श्रम करनेवाले	2800 कैलोरी प्रतिदिन
पुरुष—भारी श्रम करनेवाले	3400 कैलोरी प्रतिदिन
महिलाएँ—हलका श्रम करनेवाली	1900 कैलोरी प्रतिदिन
महिलाएँ—मध्यम श्रम करनेवाली	2200 कैलोरी प्रतिदिन
महिलाएँ—भारी श्रम करनेवाली	2800 कैलोरी प्रतिदिन

दिन भर के भोजन में एक व्यक्ति के लिए कितनी कैलोरी का भोजन (उसके वजन और काम के आधार पर) जरूरी है, चिकित्सकों और आहार विशेषज्ञों ने इसका सूक्ष्मता से विश्लेषण करने के बाद दैनिक भोजन व्यवस्था को तीन भागों में बाँटा है। संबद्ध कैलोरी पर आधारित तालिकाएँ आगे दी जा रही हैं, जो पाठकों के लिए मार्गदर्शन का काम करेंगी।

2. शारीरिक श्रम का अभाव

हम जो भी भोजन करते हैं उससे मांस, मज्जा, हड्डी, रक्त आदि का निर्माण होता है। रक्त हमारे शरीर की प्रत्येक रक्त-नाड़ी द्वारा प्रवाहित होकर संपूर्ण शरीर

विभिन्न खाद्यान्नों में कैलोरी तथा पोषक तत्त्व

(प्रति 100 ग्राम शुद्ध खाद्य पदार्थ के आधार पर)

खाद्य वस्तु	प्रोटीन	वसा	कार्बो-हाइड्रेट	कैलोरी	कैल्सियम	फॉस्फोरस	लौह	विटामिन ए	विटामिन सी	खनिज
1	2	3	4	5	6	7	8	9	10	11
बाजरा	11.6	5.0	67.5	361	42	296	5	132	0	2.3
जौ	11.5	1.3	69.6	336	26	215	3	10	0	1.2
हरी मटर	22.9	1.3	60.6	346	260	410	5.8	0	0	3.2
चना	17.1	5.3	60.9	360	202	312	10.2	189	3	3.0
चने की दाल	24	1.4	59.6	347	154	385	9.1	38	0	3.2
मक्का	11.1	3.6	66.2	342	10	348	2	90	0	1.5
मूँग	24	1.3	56.7	334	124	326	7.3	94	0	3.5
मटर सूखी	19.7	1.1	56.5	315	75	298	5.1	39	0	2.2
चावल मशीनी	6.8	0.5	78.2	345	10	160	3.1	–	0	0.6
चावल बिना पॉलिश	7.5	1.0	76.7	346	10	190	3.2	2	0	0.9
चावल का चोकर	13.5	16.2	48.3	393	6	1410	35	9	0	6.6
सोयाबीन	43.2	19.5	20.9	432	240	690	11.5	426	0	4.6
संपूर्ण गेहूँ	11.8	1.5	71.2	346	41	306	4.9	64	0	1.5

खाद्य वस्तु	प्रोटीन	वसा	कार्बो-हाइड्रेट	कैलोरी	कैल्सियम	फॉस्फोरस	लौह	विटामिन ए	विटामिन सी	खनिज
गेहूँ का आटा	12.1	1.7	69.4	341	48	355	11.5	29	0	2.7
मैदा	11.0	0.9	73.9	348	23	121	2.5	25	0	0.6
अंकुरित गेहूँ	29.2	7.4	53.3	397	40	840	6.0	–	0	3.5
गेहूँ का चोकर	29.2	77.4	53.3	397	40	846	6.0	–	0	3.5
बादाम	20.8	58.9	10.5	655	230	490	4.5	0	600	2.9
आँवला	0.5	0.1	13.7	58	50	20	20	1.2	9	0.5
सेब	0.2	0.5	13.4	59	10	14	1.0	0	1	0.3
खूबानी	1.0	0.3	11.6	53	20	25	2.2	2160	6	0.7
खूबानी सूखी	1.6	0.7	73.4	306	110	70	4.6	58	2	2.8
बेल	1.8	0.3	3.8	137	85	50	0.6	55	8	1.7
केला	1.2	0.3	27.2	116	17	36	0.9	78	7	0.8
काजू	21.2	46.9	22.3	596	50	450	5.0	60	0	2.4
चेरी	1.1	0.5	13.8	64	24	25	1.3	0	7	0.8
चिलगोजा	13.9	49.3	29.0	615	91	494	3.6	–	0	2.8
किशमिश	2.7	0.5	75.2	316	130	110	8.5	21	1	2.2
खजूर सूखा	2.5	0.4	75.8	317	120	50	7.3	26	3	2.1

खाद्य वस्तु	प्रोटीन	वसा	कार्बो-हाइड्रेट	कैलोरी	कैल्सियम	फॉस्फोरस	लौह	विटामिन ए	विटामिन सी	खनिज
अंजीर	1.3	0.2	7.6	37	80	30	1.0	162	5	0.6
अंगूर	0.6	0.4	13.1	58	20	23	0.5	3	1	0.9
अमरूद	0.9	0.3	11.2	51	10	28	1.4	0	212	0.7
जामुन	0.7	0.3	14.0	62	15	15	1.2	48	18	0.4
नींबू	1.0	0.9	11.1	57	70	10	2.3	0	39	0.3
लीची	1.1	0.2	13.6	61	10	35	0.7	0	31	0.5
आम	0.6	0.4	16.9	74	14	16	1.3	2743	16	0.4
खरबूजा	0.3	0.2	3.5	17	32	14	1.4	169	.11	0.4
तरबूज	0.2	0.2	3.3	16	11	12	7.9	0	1	0.3
संतरा	0.7	0.2	10.9	48	26	20	.32	1104	30	0.3
पपीता	0.6	0.1	7.2	32	17	13	0.5	666	57	0.5
मटर का दाना	25.3	40.1	26.1	567	90	350	2.8	37	0	2.4
नाशपाती	0.6	0.2	11.9	52	8	15	0.5	28	0	0.3
अनन्नास	0.4	0.1	10.8	46	20	9	1.2	18	39	0.4
पिस्ता	19.8	53.5	16.2	626	140	430	7.7	144	–	2.8
दाख	1.8	0.3	74.6	308	87	80	7.7	24	1	2.0

खाद्य वस्तु	प्रोटीन	वसा	कार्बो-हाइड्रेट	कैलोरी	कॉल्सियम	फॉस्फोरस	लौह	विटामिन ए	विटामिन सी	खनिज
स्ट्राबेरी	0.7	0.2	9.8	44	30	30	1.8	18	52	0.4
अखरोट	15.6	64.5	11.0	687	100	180	4.8	6	0	1.8
अनार	1.6	0.1	14.5	65	10	70	0.3	0	16	0.7
हींग	4.0	1.1	67.8	297	690	50	22.2	4	0	7.0
इलायची	10.2	2.2	42.1	229	130	160	5.0	0	0	5.4
मिर्च (सूखी)	15.9	6.2	31.6	246	160	370	2.3	345	50	6.1
मिर्च (हरी)	2.9	0.6	6.8	3.0	29	30	80	1.2	175	1.0
दालचीनी	12.0	7.8	28.0	229	440	–	–	17.0	–	–
लौंग	5.2	8.9	46.0	286	740	100	4.9	253	0	5.2
धनिया	14.1	16.1	21.6	288	630	100	17.9	942	0	404
जीरा	18.7	15.0	36.6	356	1080	511	31.0	522	3	5.8
मेथी के बीज	26.2	5.8	44.1	333	160	370	14.1	96	0	3.0
लहसुन	6.3	0.1	29.8	145	30	310	1.3	0	13	1.0
कालीमिर्च	11.5	6.8	49.2	304	460	198	16.8	1080	–	4.4
इमली	3.1	0.1	67.4	283	170	110	10.9	60	3	2.9
हलदी	6.3	5.1	69.4	349	150	282	14.8	30	0	3.5

खाद्य वस्तु	प्रोटीन	वसा	कार्बो-हाइड्रेट	कैलोरी	कैल्सियम	फॉस्फोरस	लौह	विटामिन ए	विटामिन सी	खनिज
चुकंदर	1.7	0.1	8.8	43	18.3	55	1.0	0	10	0.8
करेला	2.1	1.0	10.6	60	23	38	2.0	126	96	1.4
बैंगन	1.4	0.3	4.0	24	18	47	.9	74	12	.3
पत्तागोभी	1.8	0.1	4.6	27	39	44	0.8	120	124	0.6
गाजर	0.9	0.2	10.6	48	80	530	2.2	1890	3	1.1
फूलगोभी	2.6	0.4	4.0	30	33	57	1.5	30	56	1.0
अजमोद / अजवायन	0.8	0.1	3.5	18	30	38	4.8	520	6	0.9
खीरा / ककड़ी	0.4	0.1	2.5	13	10	25	1.5	0	7	0.3
सहजन फली	2.5	0.1	3.7	26	30	110	5.3	110	120	2.0
सदाबहार	4.0	0.5	6.1	45	397	83	25.5	5520	99	2.7
चौड़ी सेम फली	4.5	0.1	7.2	48	50	64	1.4	9	12	0.8
अदरक	2.3	0.9	12.3	67	20	60	2.6	40	–	1.2
बथुआ / बाथू	3.7	0.4	2.9	30	150	80	4.2	1740	35	2.6
भिंडी	1.9	0.2	6.4	35	66	56	1.5	52	13	0.7
धनिया	4.8	0.6	5.8	48	200	62	15.6	1620	27	1.9
सरसों	4.0	0.6	3.2	34	155	26	16.3	2622	33	1.6

खाद्य वस्तु	प्रोटीन	वसा	कार्बो-हाइड्रेट	कैलोरी	कैल्सियम	फॉस्फोरस	लौह	विटामिन ए	विटामिन सी	खनिज
नीम के पत्ते	11.6	3.0	21.2	15.8	130	190	25.3	2760	104	2.6
प्याज	1.8	0.1	12.6	59	40	60	1.2	15	2	0.6
मटर	7.2	0.1	15.9	93	20	139	1.5	83	9	0.8
आलू	1.6	0.1	22.6	97	10	40	0.7	24	17	0.6
कद्दू	1.4	0.1	4.6	25	10	30	0.7	50	2	0.6
मूली	0.7	0.1	3.4	17	35	22	0.4	3	15	0.6
मूली के पत्ते	8.9	0.6	4.2	38	310	60	18.0	5742	106	1.6
पालक	2.0	0.7	2.9	26	73	21	10.9	5580	28	1.7
टमाटर	0.9	0.2	3.6	20	48	20	0.4	351	27	0.5
शलजम	0.5	0.2	6.2	29	30	40	0.4	0	43	0.6
नमकीन बिस्कुट	6.6	32.4	54.6	534	–	–	–	–	–	1.9
मीठे बिस्कुट	6.4	15.2	71.9	450	–	–	–	–	–	1.1
ब्रॉउन ब्रेड	8.8	1.4	49.0	244	18	–	2.2	–	–	–
सफेद ब्रेड	7.8	0.7	51.9	245	11	–	1.1	–	–	–
मक्खन	–	81.0	–	729	–	–	–	3200	–	2.5
घी (शुद्ध)	–	100	–	900	–	–	–	2000	–	–

खाद्य वस्तु	प्रोटीन	वसा	कार्बो-हाइड्रेट	कैलोरी	कैल्सियम	फॉस्फ़ोरस	लौह	विटामिन ए	विटामिन सी	खनिज
सफेद चीनी	0.1	0	99.4	398	12	1	–	–	–	0.1
ब्रॉउन चीनी	0.2	0	97.0	389	30	–	2.0	–	–	–
गुड़	0.4	0.1	95	383	80	40	11.4	168	0	0.6
पनीर (शुद्ध दूध का)	24	32.0	–	384	800	–	0.5	1400	0	0.6
पनीर (सप्रेटा दूध का)	19.5	0.5	1	87	90	–	0.4	20	1	–
दूध (गाय का)	3.2	4.1	4.4	67	120	90	.02	174	2	0.8
दूध (बकरी का)	3.3	4.5	4.6	72	170	120	0.3	182	1	0.8
दूध (माता का)	1.1	3.4	7.4	65	28	11	–	137	3	0.1
शुद्ध दूध का पॉउडर	25.8	26.7	38.0	496	950	730	0.6	1400	9	6.0
सप्रेटा दूध का पॉउडर	38.0	0.1	51.0	357	1370	1000	1.4	0	5	6.8
दूध सप्रेटा	2.5	0.1	4.6	29	120	90	0.2	–	1	0.7
शहद	0.3	0	79.5	319	5	16	0.9	0	4	0.2
गन्ने का रस	0.1	0.2	9.1	39	10	10	1.1	–	–	0.4
आम पका हुआ	0.6	0.9	16.9	74	14	16	1.3	2743	16	0.4
आम कच्चा	0.7	0.1	10.1	44	10	19	5.4	90	3	0.4
बतख का मांस	21.6	4.8	0.1	130	4	235	–	–	–	1.2

खाद्य वस्तु	प्रोटीन	वसा	कार्बो-हाइड्रेट	कैलोरी	कैल्सियम	फॉस्फोरस	लौह	विटामिन ए	विटामिन सी	खनिज
अंडा	13.3	13.3	–	173	60	220	2.1	600	0	1.0
क्रैब	11.2	9.8	9.1	109	1606	253	–	–	–	4.6
लॉबस्टर	20.5	0.9	0	90	16	279	–	–	–	1.4
प्रॉन	19.1	1.0	0.8	89	323	278	5.3	0	–	1.7
प्रॉमफ्रेट्स	17.0	1.3	1.8	87	200	290	0.9	–	–	1.5
रोहू	16.6	1.4	4.4	97	650	175	1.0	–	22	0.9
तरबूज के बीज	34.1	52.6	4.5	628	100	937	7.4	–	–	3.7
कद्दू के बीज	24.3	47.2	15.6	584	50	830	5.5	38	1	4.7

का पोषण करके उसे विभिन्न कार्य करने में समर्थ बनाता है। भोजन हमारे शरीर की वह आधारशिला है, जिस पर हमारा शरीर निर्भर करता है। यदि एक दिन भी मनुष्य भोजन न करे तो उसका शरीर निष्प्राण-सा हो जाता है। व्यक्ति भले ही अधिक मात्रा में भोजन कर ले, परंतु उसके अनुपात में उतना ही शारीरिक श्रम अवश्य करे, अन्यथा भोजन में पाचक रस मिश्रित नहीं हो पाएँगे और शरीर भोजन के लाभ से वंचित रह जाएगा। आप मेहनतकश मजदूरों को देखें—वे जितना कठिन परिश्रम करते हैं उसी अनुपात में भोजन करते हैं। यदि वे श्रम के अनुपात में भोजन नहीं करेंगे तो उनके शरीर को पर्याप्त ऊर्जा नहीं मिल पाएगी, जिस कारण उनका शरीर कमजोर हो जाएगा और उनकी कार्यक्षमता पर दुष्प्रभाव पड़ेगा।

प्राय: अधिकतर लोग भोजन करने के बाद लेटकर आराम करते हैं या सो जाते हैं अथवा बैठकर या लेटकर टी.वी. देखने लगते हैं, जबकि कुछ लोग पढ़ने या मानसिक श्रम करने लग जाते हैं। ये सभी स्थितियाँ मोटापा बढ़ने का कारण बन जाती हैं।

शारीरिक श्रम करने से श्वास-प्रक्रिया एवं पाचन-प्रणाली सुधरती है, भोजन शीघ्र पच जाता है, दिन भर शरीर चुस्त रहता है, थकान का अनुभव नहीं होता, शरीर के जोड़ों और अन्य अंगों में लचीलापन बना रहता है, मल-मूत्र-पसीने के सामान्य रूप से शरीर से बाहर निकल जाने के कारण विषाक्त तत्त्व जमा नहीं होते, रक्त का प्रवाह सामान्य हो जाता है और मन में काम करने के लिए उत्साह बना रहता है आदि।

प्रात: तेज गति से चलना, रात को भोजन के बाद धीरे-धीरे टहलना, साइकिल चलाना, एयरोबिक व्यायाम करना, योगासन, टेनिस, फुटबॉल, हॉकी खेलना, जॉगिंग करना आदि कुछ ऐसी कसरतें हैं जिनसे अधिक भोजन करने से उत्पन्न अतिरिक्त ऊर्जा का व्यय किया जा सकता है। जो लोग किसी शारीरिक कष्ट या जोड़ों के दर्द के कारण कठिन व्यायाम नहीं कर सकते, उन्हें घर में ही साधारण और हलके व्यायाम करने की सलाह दी जाती है। आप जो भी व्यायाम करें उसे अपने शरीर के सामर्थ्य और अवस्था, रोग आदि कारक तत्त्वों को ध्यान में रखकर ही करें। इन बातों की अवहेलना करने से सदा हानि होने की संभावना बनी रहती है। अच्छा तो यही होगा कि किसी संबद्ध विशेषज्ञ से अपने शरीर की जाँच करवाने के बाद उनके परामर्श से ही कोई व्यायाम करें, ताकि जोखिम के लिए कोई गुंजाइश न रहे। इस विषय पर विस्तार से चर्चा बाद में की जाएगी।

कोई भी व्यायाम करें, उसमें हृदय गति का ध्यान अवश्य रखें। इसके लिए

एक सर्वस्वीकृत सामान्य नियम और सूत्र इस प्रकार है—

किसी भी व्यक्ति की आयु को 220 (जो कि हृदय गति की अंत्य सीमा है) में से कम कर दें। आम आदमी का 'Target Heart Rate'(निर्दिष्ट हृदय गति सीमा) इस अंक का 65 प्रतिशत न्यूनतम और 85 प्रतिशत अधिकतम होना चाहिए। उदाहरण के लिए, पचास वर्ष के एक व्यक्ति की हृदय गति का आकलन इस प्रकार होगा। 220 में से 50 कम करने पर 170 अंक आता है, जिसका 65 प्रतिशत 110 और 85 प्रतिशत 144 होगा—अर्थात् व्यायाम करते समय हृदय गति कम-से-कम 110 और अधिकतम 144 होनी चाहिए। यह नियम सामान्य अवस्थावाले लोगों के लिए है। बीमार रोगियों को इस विषय में अपने डॉक्टर से परामर्श लेना चाहिए। जैसे-जैसे आयु बढ़ती जाएगी, हृदय गति की दर भी क्रमशः कम होती जाएगी।

3. कार्बोज और वसा का अधिक प्रयोग

ये दोनों तत्त्व शरीर को ऊर्जा प्रदान करने में सहायक होते हैं। कार्बोज या कार्बोहाइड्रेट की मात्रा हमारे प्रतिदिन के भोजन में 60 से 65 प्रतिशत होती है और घी (वसा या चिकनाई) की केवल 10 प्रतिशत। 1 ग्राम कार्बोहाइड्रेट से 4 कैलोरी और 1 ग्राम वसा से 9 कैलोरी प्राप्त होती है। हमारे शरीर में जो भी भोजन पचता है उससे उत्पन्न ऊर्जा शर्करा के रूप में यकृत में जमा होती रहती है। जब शरीर को ऊर्जा की आवश्यकता होती है तो यकृत शर्करा को रक्त में प्रवाहित करता रहता है। अग्न्याशय से निकलनेवाला इंसुलिन नामक तरल पदार्थ रक्त से मिलकर ऊर्जा को शरीर की कोशिकाओं (Cells) तक पहुँचाने में मदद करता है। इस प्रकार यकृत शर्करा रूपी ऊर्जा को भंडारित करने का काम करता है।

व्यक्ति जितना परिश्रम करता है उसी अनुपात में ऊर्जा का व्यय होता है, जिसकी कमी कार्बोज और वसा के सेवन से पूरी की जा सकती है। यदि परिश्रम अधिक किया जाए और शरीर के शक्ति-व्यय की भरपाई समय पर न हो तो शरीर बेजान-सा हो जाता है। इसके विपरीत, परिश्रम के अनुपात में भोजन अधिक किया जाए तो शरीर पर मांस का भार बढ़ने लगता है और मोटापा रोग आ घेरता है। अतः भोजन उतना ही करना चाहिए जितना कि शरीर की आवश्यकता है, अर्थात् भोजन और श्रम में उचित अनुपात जरूरी है।

हम क्या खाते हैं, कितना और कब खाते हैं, हमारे भोजन-पोषण का स्तर क्या है, हमें क्या खाना चाहिए—यह एक विस्तृत विषय है। शारीरिक श्रम के अनुपात में चौबीस घंटे में कितना आहार लेना चाहिए, इसकी तालिका पहले दी जा चुकी है।

घी का अधिक प्रयोग, तला हुआ अधिक वसायुक्त भोजन शरीर को हानि पहुँचाता है, कारण कि शरीर की आवश्यकता से अधिक प्रयुक्त चिकनाई शौच के रास्ते बाहर निकल जाती है। दूसरे, वसा का अधिक प्रयोग नाड़ियों में कोलेस्टेरॉल जमने और जमा हो ज़ाने के कारण नाड़ियों का भीतरी भाग सँकरा (तंग) हो जाता है, जिससे हृदय को रक्त की पर्याप्त मात्रा न मिल पाने के कारण शरीर को रक्त की आपूर्ति कम हो जाती है। इससे रक्त का दबाव बढ़ने लगता है और उच्च रक्तचाप का लक्षण पैदा हो जाता है, जो आगे चलकर हृदय संबंधी अनेक रोगों को जन्म देता है। इतना ही नहीं, इससे पूरे शरीर की रासायनिक प्रक्रिया बिगड़ जाती है, जिससे श्वास, हृदय, रक्त-संचालन और पोषण संबंधी अनेक विकार उत्पन्न हो जाते हैं।

डालडा जैसे वनस्पति घी को हाइड्रोजन की प्रक्रिया से जमाया जाता है। यह शरीर में पहुँचकर जम जाता है और पाचन की प्रक्रिया को अस्त-व्यस्त कर देता है। इसके विपरीत, सूर्यमुखी, सोया ऑयल शरीर में नहीं जमते। इसी कारण इनके प्रयोग से कोलेस्टेरॉल की मात्रा बढ़ने नहीं पाती और रक्त-संचार सामान्य रूप से चलता रहता है। यह तथ्य देसी घी के बारे में भी उतना ही सत्य है। अब तो हृदय विशेषज्ञ भी यह मानने लगे हैं कि हृदय रोगियों को रोजाना 2-3 चम्मच घी (10-15 मि.ली.) भोजन में प्रयोग करना चाहिए।

नीचे दी गई तुलनात्मक तालिका से इस बात का ज्ञान हो जाएगा कि वसायुक्त पदार्थों में प्रति 100 ग्राम के हिसाब से कितने प्रतिशत वसा विद्यमान है।

घी	—	100 प्रतिशत
सरसों / तिल का तेल	—	100 प्रतिशत
मूँगफली	—	40.1 प्रतिशत
सोयाबीन	—	19.5 प्रतिशत
गाय का दूध	—	3.6 प्रतिशत
भैंस का दूध	—	8.8 प्रतिशत
पनीर (शुद्ध दूध का)	—	32 प्रतिशत
पनीर (सप्रेटा दूध का)	—	19.5 प्रतिशत
बकरी का दूध	—	4.5 प्रतिशत
मछली	—	1.5 प्रतिशत
अंडा	—	13.3 प्रतिशत
बतख का गोश्त	—	2.8 प्रतिशत

केकड़ा	—	9.8 प्रतिशत
मटन	—	13.3 प्रतिशत
मक्खन	—	81 प्रतिशत
काजू	—	46.9 प्रतिशत
अखरोट	—	64.5 प्रतिशत
बादाम	—	5.9 प्रतिशत
पिस्ता	—	53.5 प्रतिशत
शहद	—	0.0 प्रतिशत
जीरा	—	15 प्रतिशत
धनिया	—	16.1 प्रतिशत
तरबूज के बीज	—	52.6 प्रतिशत
कद्दू के बीज	—	47.2 प्रतिशत

सामान्यतया यदि किसी व्यक्ति का स्वास्थ्य ठीक है, उसे कोई रोग नहीं है तो 60–70 कि.ग्रा. वजन के एक व्यक्ति के लिए शरीर में न जमनेवाली 25.35 ग्राम वसा का प्रयोग उचित और पर्याप्त माना गया है।

अधिक कार्बोज और वसा स्वस्थ जीवन के लिए हानिकारक हैं। अधिक कार्बोज के प्रयोग से मोटापा तो बढ़ता ही है, मधुमेह रोग भी हो सकता है, जो शरीर को भीतर से घुन की तरह खोखला कर देता है। अधिक अनाज, चावल, बेसन, जौ, मक्का, बाजरा आदि के प्रयोग से पाचन-क्रिया भी बिगड़ती है और इन्हें पचाने के लिए शरीर के पाचन-तंत्र पर सामान्य से अधिक दबाव पड़ता है। वैसे कार्बोज शरीर की ऊर्जा के लिए अपरिहार्य है; परंतु अधिक प्रयोग से शरीर में शर्करा की मात्रा बढ़ जाती है, जिसे शरीर के लिए उपयोगी बनाने के लिए अग्न्याशय ग्रंथि को अधिक इंसुलिन का उत्पादन करना पड़ता है। जब इंसुलिन की मात्रा कम होती है तो शर्करा रक्त में मिल जाती है और मधुमेह की स्थिति पैदा हो जाती है। मोटे व्यक्तियों की पाचन-प्रणाली कमजोर हो जाती है, जिस कारण खाया गया भोजन ठीक प्रकार से पच नहीं पाता। जब आवश्यकता से अधिक वसा और कार्बोज का सेवन किया जाता है तो भयावह रोग उत्पन्न होने की संभावना तीव्र हो जाती है। नीचे हम कुछ खाद्य पदार्थों में पाए जानेवाले कार्बोज और वसा की मात्राओं की तुलनात्मक तालिका दे रहे हैं। इनमें कुछ खाद्य पदार्थों में दोनों तत्त्व अधिक हैं और कुछ में दोनों में से एक।

खाद्य पदार्थ	कार्बोहाइड्रेट (प्रतिशत)	वसा (प्रतिशत)
चावल (पॉलिश किया हुआ)	77.80	6.52
मक्का	72.20	2.80
पॉपकॉर्न	77.30	5.00
बाजरा	70.25	3.80
गेहूँ	69.10	1.50
मसूर की दाल	53.30	1.90
सोयाबीन	33.70	16.80
खजूर	70.00	2.80
सफेद ब्रेड	53.10	1.30
सूखा नारियल (कद्दूकश किया हुआ)	31.50	57.40
नारियल (हरा और ताजा)	27.90	56.60
आलू	21.00	0.15
खूबानी (सूखी)	62.50	1.00
कोको	31.60	27.30
शकरकंद	27.40	0.70
केला	21.00	0.15
अंगूर	18.60	1.25
मुरब्बा	23.30	0.20
अंजीर सूखे (काले)	63.00	1.00
चॉकलेट	58.50	20.00
बादाम गिरी	16.80	54.40
चेरी	16.70	0.80
लीची (ताजा)	15.30	0.20
सेब	13.00	0.50
संगतरा (गूदे सहित)	11.60	—
पपीता	10.30	0.05
चुकंदर	10.10	0.20
शलजम	11.30	0.10

अलूचा / आलूबुखारा	20.00	—
खूबानी (ताजा)	13.30	—
नाशपाती	14.10	0.50

उपर्युक्त तालिका में वसा और कार्बोहाइड्रेट्स का आकलन प्रति 100 ग्राम शुद्ध खाद्य वस्तु के आधार पर किया गया है। इस तालिका को अंतिम प्रमाण या सत्य मानना भूल होगी, क्योंकि खाद्य पदार्थों की नई-नई किस्में होने के कारण उनमें विभिन्न तत्त्वों की मात्रा बदलती रहती है, जो कि एक निरंतर प्रक्रिया है। वैसे मोटे तौर पर अनुमान के लिए यह तालिका मार्गदर्शिका का काम कर सकती है।

4. असंतुलित और अपौष्टिक भोजन

संतुलित आहार से ही शरीर का समुचित पोषण किया जा सकता है। लेकिन संतुलित आहार से क्या तात्पर्य है? सामान्यत: इसका अभिप्राय ऐसे भोजन से है, जिसमें कार्बोहाइड्रेट, प्रोटीन, वसा, आवश्यक विटामिन्स और खनिज लवण, फल, हरी साग-सब्जियाँ आदि का उचित एवं अपेक्षित मात्रा में समावेश हो। किसी भी एक व्यक्ति का पसंदीदा आहार अन्य दूसरे को प्राय: पसंद नहीं आता। कारण कि शरीर की आवश्यकता और जिह्वा के स्वाद में जब मुकाबला होता है तो जिह्वा प्राय: जीत जाती है। हमारे अनेक रोगों के मूल में यह भी एक प्रमुख कारण माना गया है।

अत: संक्षेप में संतुलित आहार से अभिप्राय है कि हमारे भोजन में वे सभी आवश्यक तत्त्व विद्यमान रहने चाहिए, जो हमारे स्वास्थ्य के लिए जरूरी माने गए हैं। इसका अर्थ यह भी है कि हमारा दैनिक आहार सशक्त, पर्याप्त और आवश्यक कैलोरी-युक्त होना चाहिए, जिससे कि हमें अलग से किसी भी तत्त्व को लेने की आवश्यकता न पड़े। आदर्श आहार की व्याख्या प्रत्येक व्यक्ति के संदर्भ में एक समान नहीं हो सकती, क्योंकि आहार का संबंध हमारी आदतों, स्वभाव, कार्य, कार्यक्षमता, श्रम, शारीरिक स्वास्थ्य जैसे पक्षों पर निर्भर है। जैसे दो व्यक्ति समान नहीं दिखते या होते, ठीक उसी प्रकार उनका भोजन भी एक समान नहीं हो सकता।

दैनिक आहार में विटामिन और खनिज पदार्थ

विटामिन		मात्रा
विटामिन 'ए' (सामान्य व्यक्ति के लिए)	—	5000 अ.इ.
विटामिन 'ए' (गर्भवती महिलाओं के लिए)	—	8000 अ.इ.
विटामिन बी-1 (थायमिन)	—	1.25 मि.ग्रा.

विटामिन बी–2 (रिबोफ्लेविन)	—	1.50 मि.ग्रा.
विटामिन बी–6 (पैरीडॉक्सिन)	—	2.00 मि.ग्रा.
विटामिन बी-12 (कोबैलामिन)	—	6.00 मि.ग्रा.
विटामिन नायसिन (निकोटिनामाइड)	—	20.00 मि.ग्रा.
विटामिन बी-5 (पैंटोथेनिक अम्ल)	—	10.00 मि.ग्रा.
बायोटिनिक और फोलिक एसिड	—	0.31 मि.ग्रा.
विटामिन 'सी' (एस्कॉर्बिक अम्ल)	—	60.00 मि.ग्रा.
विटामिन 'डी' (कैल्सीफैरल)	—	400 अ.इ.
विटामिन 'ई' (टॉकोफैरल)	—	30–400 अ.इ.
विटामिन 'एफ'	—	मात्रा स्पष्ट नहीं।
विटामिन 'के'		*(रक्त के जमाव की स्थिति पर मात्रा प्राय: निर्धारित की जाती है।)*
विटामिन 'पी' (बायोफ्लेवोनॉयड)	—	मात्रा स्पष्ट नहीं

खनिज तत्त्व और 'ट्रेस एलीमेंट्स'

कैल्सियम	(बच्चों की विकास अवधि में)	500–800 मि.ग्रा.
कैल्सियम	(गर्भवती और स्तनपान करानेवाली महिलाओं के लिए)	1000–1400 मि.ग्रा.
कैल्सियम	(वयस्कों के लिए)	400–500 मि.ग्रा.
क्रोमियम	(वयस्कों के लिए)	1–2 मि.ग्रा.
ताँबा		2 मि.ग्रा.
लौह		12-15 मि.ग्रा.
आयोडीन		0.01-0.02 मि.ग्रा.
मैंगनीज		5 मि.ग्रा.
मैग्नीशियम		200-400 मि.ग्रा.
पोटैशियम		1000-4000 मि.ग्रा. (1–4 ग्राम)
सोडियम		400-500 मि.ग्रा.
सेलेनियम		50-200 मि.ग्रा.
जस्ता		10–15 मि.ग्रा.

नोट : ऊपर जो भी मात्राएँ दी गई हैं वे समष्टिपरक हैं, व्यक्तिपरक नहीं; क्योंकि प्रत्येक विटामिन और खनिज पदार्थ की मात्रा प्रत्येक व्यक्ति के स्वास्थ्य की दशा को ध्यान में रखकर ही प्राय: निर्धारित की जाती है, किंतु विशेष अवस्थाओं में उक्त मात्राओं को कम या अधिक भी किया जाता है। सामान्य रूप से एक स्वस्थ व्यक्ति के दैनिक भोजन में उक्त तत्त्वों की मात्रा होना जरूरी माना गया है। बिना चिकित्सक की सलाह के मात्रा में अपने आप परिवर्तन कर लेना ठीक नहीं। बच्चों, गर्भवती और स्तनपान करानेवाली महिलाओं, वृद्धों एवं रोगियों के संदर्भ में मात्रा का निर्धारण चिकित्सक द्वारा ही करवाया जाना चाहिए। किस खाद्य पदार्थ में कौन-कौन से तत्त्व प्राय: विद्यमान रहते हैं, इसका ब्योरा बाद में कैलोरी पर आधारित दैनिक भोजन की मात्रा के संदर्भ में दिया जाएगा।

5. भोजन और शारीरिक श्रम में असमानता

हम जो भोजन करते हैं उससे नियमत: शरीर के हर अंग का पोषण होना चाहिए। हम जो भी खाते हैं, उसमें से जितना पच जाता है वह भाग शरीर का पोषण करता है, शेष शौच, मूत्र, पसीना और श्लेष्मा द्वारा शरीर से निष्कासित हो जाता है। भोजन करने के बाद यदि पेट में गैस हो, डकार न आए, वायु पेट में भ्रमण करती रहे, खट्टी, कड़वी, कसैली डकार आए, पेट में दर्द हो तो समझ लें कि आपका भोजन गरिष्ठ है, सुपाच्य नहीं। ऐसे में अभक्ष्य भोजन के कारण पाचक रस नहीं बन पाता, जिससे पाचन-क्रिया बिगड़ जाती है और अनेक रोगों के लिए रास्ता खुल जाता है।

भूख से कुछ कम खाना स्वास्थ्य के लिए ठीक है, किंतु भूख से अधिक खा जाना और भूख न होने पर भी पेट में जबरदस्ती भोजन ठूसना बड़ा हानिकारक होता है। नियम है कि 'तभी खाएँ जब भूख लगे और उतना ही खाएँ जितना आप आसानी से पचा सकें, जिह्वा के स्वाद के प्रलोभन में न फँसकर अपने शरीर की भोजन की वास्तविक आवश्यकता को समझें और अधिक खाकर अपने शरीर पर अत्याचार न करें।' इसी संबंध में एक उपयोगी सूक्ति है कि 'कम खानेवाले कम मरते हैं, अधिक खानेवाले जल्दी मरते हैं' और 'हम अपने दाँतों से अपनी क़ब्र स्वयं खोदते हैं।'

किए गए भोजन के अनुपात में शारीरिक व्यायाम करना जरूरी है, अन्यथा शरीर की रासायनिक प्रक्रिया बिगड़ जाएगी और शरीर रोगों का घर बनकर रह जाएगा। नीचे लिखे तीनों पक्षों में समान तालमेल होना आवश्यक है, ताकि शारीरिक प्रक्रिया सामान्य रूप से कार्य करती रहे। ये तीन पक्ष हैं—

1. संतुलित और पौष्टिक आहार।
2. शारीरिक व्यायाम और श्रम।
3. विश्राम और नींद।

स्वस्थ रहने के लिए उपर्युक्त तीनों पक्षों पर समान रूप से ध्यान देना चाहिए, ताकि संतुलन बना रहे। यह एक निरंतर प्रक्रिया है, जो हमारे जीवन को ठीक ढर्रे पर चलाने में सहायक होती है। शरीर को चुस्त-दुरुस्त और स्वस्थ रखने के लिए यहाँ लिखे किसी भी उपाय को अपनाकर अपने वजन पर काबू रखा जा सकता है, बशर्ते आप कसरत या शारीरिक श्रम रोजाना नियमित रूप से करते रहें और इसे अपनी आदत बना लें। नीचे दी गई तालिका से आप यह निश्चित कर सकते हैं कि कसरत की कौन सी विधि अपनाकर आप अपने शरीर की अतिरिक्त ऊर्जा व्यय करेंगे।

शारीरिक श्रम एवं ऊर्जा-व्यय

व्यायाम/कार्य	ऊर्जा-व्यय प्रति घंटा (कैलोरी)
आइस-स्केटिंग	400
टेनिस खेलना	420
लकड़ी काटना / छीलना	400
स्कीइंग	490
हैंडबॉल	600
पहाड़ की चढ़ाई चढ़ना	480
साइकिल चलाना (21 कि.मी.)	660
दौड़ना (16 कि.मी.)	900
चलना (6 कि.मी.)	300
तैरना (40 मी.)	300
नाव खेना (4.25 कि.मी.)	300
बाड़ लगाना	300
बैडमिंटन	350
घुड़सवारी करना	350
रोलर-स्केटिंग	350
वॉलीबॉल	350
स्कवायर (square) नृत्य	350
टेबल टेनिस	360
बागबानी	220
साइकिल चलाना (8.25 कि.मी.)	210

चलना (4.25 कि.मी.)	220
घास काटना (पॉवर मशीन से)	250
घास काटना (हाथ से)	270
गेंदबाजी	270
गोल्फ	250
छोटी नाव चलाना	230
बैठना	100
कार चलाना	120
घर का काम करना	180
सोना / लेटना	80
खड़े रहना	20
सीढ़ियाँ उतरना	290
लेखन कार्य	20
टाइपिंग	30
सिलाई का काम	45
जूते बनाना	90
कोयला खदान में कार्य	320
पत्थर तोड़ना	300
कपड़े पहनाना / उतारना	33

नोट : *उपर्युक्त कसरतों में कुछ ऐसी हैं जो हमारे दैनिक जीवन का अंग बन गई हैं, परंतु इनसे पर्याप्त ऊर्जा की खपत नहीं होती। अतः अपने स्वास्थ्य, भोजन की मात्रा, कार्यप्रणाली, कार्यक्षमता आदि पक्षों को ध्यान में रखकर किसी विशेषज्ञ से परामर्श करने के बाद ही उचित व्यायाम करें। शारीरिक श्रम की तकनीक अपनाई जानी चाहिए। ध्यान रखें, बिना शारीरिक श्रम के ऊर्जा व्यय न हो सकेगी और अधिक कैलोरी आपके शरीर को मोटा बना देगी।*

6. संपन्नता, अधिक सुख और सामाजिक प्रतिष्ठा

देखने में आया है कि अधिक वैभव-संपन्न लोग प्रायः आराम का जीवन बिताना शान समझते हैं। प्रायः वे पार्टियों और आयोजनों में शामिल होते हैं और अधिक खा जाते हैं। उन्हें तब तक संतुष्टि नहीं होती जब तक खाने की मेज मसालेदार, चिकनाईवाले व्यंजनों से भरी न हो। खाने में स्वतंत्रता यदा-कदा तो

ठीक है, परंतु आजकल अधिक पकवान होना संपन्नता का पर्याय माना जाने लगा है। जो लोग उच्च पदों पर सरकारी/निजी संस्थानों या अपने ही व्यापार को चलाते हैं, उनके यहाँ प्राय: रोजाना किसी-न-किसी के घर पार्टियाँ होती रहती हैं। इसके अलावा शराब का सेवन भी एक फैशन जैसा बन गया है। संभ्रांत परिवारों की महिलाएँ किटी पार्टियों, क्लबों और अन्य आयोजनों में जाकर प्राय: गपशप करती हैं, स्वादिष्ट मसालेदार व्यंजन अधिक खा जाती हैं या टी.वी. के सामने घंटों बैठकर समय व्यतीत करती हैं। यही सब उनके मोटापे का कारण बनते हैं।

आजकल 'ब्यूरोक्रैटिक कल्चर' और 'कॉरपोरेट कल्चर' की बड़ी चर्चा है। इसी कड़ी में 'Business Culture' भी जुड़ जाता है तो समस्या और गंभीर हो जाती है। इन सभी निकायों में प्राय: आएदिन होटलों, क्लबों, घरों या अन्य किसी जगह पर महँगी पार्टियों का आयोजन होता रहता है। लोग मौज-मस्ती, सामाजिक मिलन तथा प्रतिष्ठा के नाम पर अपना अमूल्य समय नष्ट करते हैं और अपने स्वास्थ्य का भी नाश कर लेते हैं। ऐसे माहौल में अधिक खाना, समय नष्ट करना, देर रात तक जागते रहना, पूरा आराम न करना आदि ऐसे तत्त्व हैं जो ऊर्जा की खपत नहीं होने देते, व्यक्ति को अकर्मण्य एवं निठल्ला बनाकर उसके शरीर को थुलथुल, आलसी और मोटा बना देते हैं।

संभ्रांत और अमीर घरों में तो ऐसा लगता है जैसे घर में खाना बनाना शान के खिलाफ है। उनमें अधिकांश के यहाँ खाना बाहर से मँगवाकर खाया जाता है, जिसमें न जाने कैसे घी, सब्जी, दाल और मसाले का प्रयोग किया जाता है। घर की महिलाएँ जब घर का काम करना बंद कर देती हैं और नौकरों पर या बाहर के भोजन पर निर्भर हो जाती हैं तो उनका शरीर श्रम के अभाव में मोटा होता जाता है। आजकल 'फास्ट फूड', 'चाऊमीन', 'चाट-पकौड़ी' और तले पदार्थ खाने का रिवाज ही नहीं, फैशन भी बन गया है। ऐसे भोजन से पाचन व्यवस्था बिगड़ती है, कोलेस्टेरॉल बढ़ता है, नए-नए रोग आ घेरते हैं, मोटापा सताने लगता है। यही हाल ऐसे परिवारों के बच्चों और पुरुषों का भी होता है। परिणाम यह कि पूरा परिवार बीमारी और मोटापे की चपेट में आ जाता है।

आराम के जितने भी साधन हैं वे सभी हमारे शरीर को निकम्मा बना रहे हैं। इनमें रसोई में प्रयुक्त होनेवाले यंत्र, सफाई करने और कपड़ा धोने की मशीनें महिलाओं/गृहिणियों को अकर्मण्य व निठल्ला बना रही हैं। ये सुविधाभोगी लोग सब्जी, दूध, फल, खाद्य सामग्री आदि खरीदने के लिए भी कार से जाते हैं। पैदल चलना तो प्रतिष्ठा और शान के खिलाफ समझते हैं। हालत यह हो चुकी है कि

इन्होंने आरामपरस्ती के इन साधनों और प्रसाधनों के उपयोग के कारण अपने शरीर से काम लेना प्राय: बंद कर दिया है। ऐसी स्थिति में शारीरिक श्रम के अभाव में हमारा शारीरिक वजन लगातार बढ़ता रहता है। जब तक हम सावधान और जागरूक होते हैं तब तक बहुत देर हो चुकी होती है। सुविधा के साधनों और यंत्रों को यदा-कदा प्रयोग करने में कोई बुराई नहीं, किंतु इनपर पूरी तरह निर्भर होना मोटापे को निमंत्रण देना है।

7. माता-पिता, बड़े-बूढ़ों और अभिभावकों का प्रेम

प्राय: संयुक्त परिवार में बच्चों की देख-रेख वृद्धों के जिम्मे होती है। वे बच्चों को बार-बार जबरन खिलाते रहते हैं और तब तक खिलाते रहते हैं जब तक पेट पूरी तरह भर न जाए। यह क्रम दिन-रात निरंतर चलता रहता है। लाड़-प्यार में बच्चों की खाने की आदत बिगड़ जाती है। कुछ समय बाद उन्हें घर में बना खाना अच्छा नहीं लगता। तब वे बाजार में जाकर हानिकर भोज्य पदार्थ खाने लगते हैं, जिनमें घी, मिर्च-मसाले का अधिक प्रयोग होने के कारण उनकी पाचन व्यवस्था बिगड़ जाती है। वे भोजन को शारीरिक व्यायाम या परिश्रम द्वारा पचाना भूल जाते हैं; क्योंकि उनके खेल भी बंद कमरों में होते हैं। इस कारण उनके शरीर में उत्पन्न अतिरिक्त ऊर्जा का व्यय नहीं हो पाता। अत: उनके शरीर पर मांस की परतें चढ़ने लगती हैं, परिणामस्वरूप उनका शरीर मोटा और थुलथुल हो जाता है। संभ्रांत परिवारों में तो स्थिति और भी अधिक भयावह है।

बड़े-बूढ़े और माता-पिता इस गलत धारणा का शिकार होते हैं कि वे बच्चों को जितना अधिक खिलाएँगे बच्चे उतना ही उनके प्रति स्नेह करेंगे। वे उनकी खाने की अनुचित माँगों की पूर्ति भी प्राय: करते रहते हैं और पैसे देकर उनकी आदत भी बिगाड़ देते हैं। इन बच्चों को चॉकलेट, ठंडे पेय, चाट-पकौड़ी, टॉफी, मिठाई आदि खाने की बुरी आदत पड़ जाती है। इस प्रकार उनके शरीर का वजन बढ़ने लग जाता है, जिसके लिए उनके वयस्क ही उत्तरदायी हैं, बच्चे उतने नहीं।

घर के बड़े-बूढ़ों का यह कर्तव्य बन जाता है कि वे बच्चों को घर से बाहर जाकर खेलने के लिए प्रोत्साहित करें, लगातार टी.वी. देखने, वीडियो गेम्स खेलने से मना करें या इसके लिए समय निर्धारित कर दें। ऐसा करने से बच्चे खेल से जी नहीं चुराएँगे और मोटापे के रोग से बचे रहेंगे। बच्चों को नियमित समय पर भोजन करने की आदत डालें, उन्हें घर से बाहर की चीजों के सेवन से निरुत्साहित करें, उनके मनोरंजन और खेल-कूद का समय निश्चित करें। ऐसा करने से बच्चों के जीवन में नियमितता आ जाएगी, उनकी दिनचर्या में सुखद

बदलाव आएगा और उनकी सेहत सामान्य रहेगी। अंत में हमारा परामर्श है कि बच्चों को उनकी इच्छा के विरुद्ध या जब तक वे स्वयं न माँगें, उन्हें जबरन भोजन न कराएँ। इतना ही करने से आप बच्चों को मोटापा और उससे होनेवाले अनेक रोगों से मुक्त रख सकते हैं।

8. अंतःस्रावी ग्रंथियों का ठीक से काम न करना

ऋतुकाल के प्रारंभ होने, गर्भधारण के समय, प्रसव के बाद, रजोनिवृत्ति काल में कई महिलाओं का वजन बढ़ना स्वाभाविक है। ये परिवर्तन प्राकृतिक हैं। अस्पतालों में लंबे समय तक बिस्तर पर पड़े रहनेवाले मरीजों का वजन भी प्रायः बढ़ जाता है। जिन महिलाओं का ऋतुस्राव नियमित रूप से नहीं होता उनका शरीर भी भारी होने लगता है, ऐसा प्रायः 'फीमेल हारमोन्स' की गड़बड़ी से हो जाता है। परंतु जैसे ही ऋतुस्राव सामान्य होता है, हारमोन्स का स्राव भी नियमित हो जाता है।

वैसे मोटे तौर पर देखा जाए तो अंतःस्रावी ग्रंथियों की कार्यशीलता का मोटापे से कोई सीधा और प्रत्यक्ष संबंध नजर नहीं आता। कुछ विशेषज्ञ मानते हैं कि थॉयराइड, पिट्यूटरी, यौन ग्रंथियों से कम स्राव होने से मोटापे की संभावना बढ़ जाती है। परंतु ऐसा नहीं है कि इन कारणों से मोटापा अवश्यमेव होता है।

9. मादक द्रव्यों और दवाओं का सेवन

ब्रांडी, ह्विस्की, वाइन, शैंपेन आदि में कैलोरी की मात्रा अधिक होती है और रक्त में यह तुरंत घुल-मिलकर यकृत को सामान्य से अधिक व जल्दी कार्य करने के लिए मजबूर करती है। केवल शराब पीने से वजन नहीं बढ़ता, परंतु इसकी तेजी पर काबू पाने और मुख का स्वाद बदलने के लिए लोग पनीर, पकौड़े, सूखे मेवे, नमकीन आदि अधिक मात्रा में खाते जाते हैं। इसके अलावा कलेजी, टिक्के, मछली, चाप, सींक कबाब आदि का सेवन भी अधिक मात्रा में किया जाता है—ये सभी चीजें घी में तली जाती हैं और इनमें मिर्च-मसालों का अत्यधिक उपयोग होता है। कुल मिलाकर चिकनाई की बढ़ी मात्रा शरीर को स्थूल बनाती है। जब ये लोग भोजन करते हैं तो नशे की हालत में इन्हें गलत या सही का भेद नहीं रहने से स्वाद के वशीभूत होकर भूख से अधिक खा जाते हैं, जिससे कार्बोज और चिकनाई मिलकर शरीर को मोटा कर देते हैं। आपने प्रायः देखा होगा कि अधिक शराब पीनेवालों का पेट बढ़ा हुआ होता है, उनकी जाँघों और कमर के आस-पास मांस जमा होने से वे अपेक्षाकृत अधिक मोटे हो जाते हैं और दिखने में भी मोटे प्रतीत होते हैं। बीयर पीनेवालों की हालत इनसे भी बदतर होती है।

इंसुलिन स्टियोरॉइड्ज, गर्भ-निरोधक उपायों / गोलियों और फिनोथायजाइड लेने के बाद शरीर का भार अकसर बढ़ जाता है, क्योंकि इनसे बेहद भूख लगने से ऐसे लोग जरूरत से ज्यादा भोजन कर जाते हैं। जब रोगी अस्पताल में रहता है तो उसके आहार पर नियंत्रण रखना आसान हो जाता है, क्योंकि उन्हें नपा-तुला भोजन ही दिया जाता है। लेकिन जब ऐसे रोगी स्वस्थ होकर घर लौटते हैं तो ये सभी नियमों और निर्देशों की खुलकर अवहेलना करने लगते हैं, जिससे इनका शारीरिक भार बढ़ने लग जाता है। ऐसा प्रतीत होता है कि ऐसे लोग अस्पताल में लगे बंधनों की कसर घर लौटने के बाद पूरी कर लेते हैं। उनकी यही आदत मोटापे का कारण बन जाती है। इन्हें भक्ष्य-अभक्ष्य का ज्ञान न रहने से ये ऐसे खाद्य पदार्थों का सेवन भी करते हैं जिनकी इन्हें मनाही होती है।

10. व्यवसाय संबंधी कारण

गुजर-बसर और जीवन-यापन के लिए मजबूरन अनिच्छित व्यवसाय भी अपनाने पड़ते हैं, क्योंकि इसके सिवाय कोई दूसरा विकल्प नहीं होता। विदेशों में निम्न आय वर्गीय समूह में मोटापा एक आम रोग है; परंतु विकासशील देशों में संभ्रांत, धनी और उच्च आय वर्ग के लोगों में मोटापा पाया जाता है। समाज के कुछ वर्गों में मोटे लोगों को पसंद और प्रोत्साहित किया जाता है, कुछ में उनका उपहास किया जाता है और हेय दृष्टि से देखा जाता है।

जो लोग कार्यालय में कुरसी पर बैठकर या जो लोग जमीन पर बैठकर काम करते हैं, वे प्रायः मोटे हो जाते हैं। एक ही स्थिति में ज्यादा देर तक बैठकर काम करनेवाले कर्मचारी व मालिक भी प्रायः मोटापे का शिकार हो जाते हैं। काउंटर-सेल्स पर काम करनेवाले कर्मचारी, खड़े रहकर काम करनेवाले बावर्ची, बारमैन, स्वागत कक्ष या रिसेप्शन में काम करनेवाले, टेलीफोन संचालक, तकनीकी काम करनेवाले, इंटरनेट या टी.वी. पर लगातार बैठकर काम करनेवाले लोग भी मोटे हो जाते हैं। इसी प्रकार जहाजों और हवाई जहाजों के संचालक, डेस्क ऑपरेटर, प्रिंटर, इंजन ड्राइवर, कार ड्राइवर आदि भी मोटापे से ग्रस्त होते देखे गए हैं।

कुछ व्यवसायों में अपने शरीर को स्लिम-ट्रिम (Slim-trim) रखना एक मजबूरी बन जाता है। ऐसे वर्ग के लोगों में मॉडल्स, सोसाइटी गर्ल्स, कॉल गर्ल्स, अभिनेता, अभिनेत्रियों, एक्सट्राज, वेश्याओं आदि की गणना की जा सकती है। कारण कि यदि इन लोगों का शरीर मोटा और थुलथुल हो जाएगा तो इनकी आय पर इसका प्रभाव पड़ेगा।

11. मनोवैज्ञानिक कारण और हीनभावना

मोटे लोगों को समाज में हेय दृष्टि से देखा जाता है, उनका मजाक उड़ाया जाता है, आयोजनों में उनपर फब्तियाँ कसी जाती हैं, उन्हें विभिन्न नामों से पुकारा जाता है। ऐसी स्थिति से बचने के लिए मोटे लोग समाज से कट-से जाते हैं, अपने जैसे लोगों से ही मिलते और संपर्क करते हैं, किसी के सामने खाते-पीते नहीं, खेल-कूद या प्रतियोगिता में भाग नहीं लेते, घर के अंदर ही अपने को कैद कर लेते हैं, समाज और संबंधियों से विरक्त हो जाते हैं। ये सभी दुर्भाग्यपूर्ण स्थितियाँ हैं, जो उन्हें रॉबिंसन क्रूसो बना देती हैं, उनके मन में हीनभावना ला देंती हैं, उन्हें अशांत कर देती हैं।

इन सब बातों का दुष्परिणाम यह होता है कि ऐसे लोगों की मानसिकता बदल जाती है, मन में कुढ़न व खीझ पैदा होती है, बैठे रहने तथा घर में वीडियो-सी. डी. एवं टी.वी. पर घंटों लगातार बैठे रहने से उनका वजन और अधिक हो जाता है तथा वे बेढब लगने लगते हैं। उनमें मानसिक जड़ता और उदासी के लक्षण दिखने लगते हैं। कुल मिलाकर वे मानसिक और शारीरिक रोगों से ग्रस्त हो जाते हैं। उनकी कार्यक्षमता और शारीरिक श्रम का ह्रास होने के कारण भी वे अति मोटे हो जाते हैं।

12. दोषपूर्ण पाचन-प्रणाली

पाचन-प्रणाली शरीर की सबसे विशद और महत्त्वपूर्ण प्रणाली है। यह हमारे शरीर की आधारशिला है, जिस पर संपूर्ण शरीर का अस्तित्व, कार्य-प्रणाली और कार्यक्षमता निर्भर है। कहा गया है कि 'Obese Persons Excrete in their Bodies.' —अर्थात् स्थूल और मोटे लोगों के विषाक्त तत्त्वों का उनके शरीर में ही बहाव होता है। तात्पर्य यह कि उनका शौच, मूत्र, पसीना, श्लेष्मा आदि सामान्य रूप से शरीर से बाहर निःसृत नहीं होता, जिससे उनका पूरा शरीर विष की कार्यशाला बन जाता है। आयुर्वेद की मान्यता है कि 'स्रावों का अवरोध रोगों का मूल कारण है।' यह उक्ति एक कटु सत्य है, जिसकी अवहेलना करना रोगों को निमंत्रण देना है।

अधिक मात्रा में और शारीरिक श्रम न करने से खाया हुआ भोजन आँतों में सड़ता रहता है और उनके पाचन-तंत्र को सामान्य से अधिक कार्य करना पड़ता है। खाए हुए भोजन को पचा न पाने के कारण उनके शरीर को उचित पोषण और आवश्यक तत्त्वों से वंचित रहना पड़ता है। इस अवस्था में मांस उनके शरीर में जमा होता रहता है तथा शरीर का वजन और अधिक बढ़ जाता है, जिससे पूरी पाचन-

क्रिया पर, हृदय और गुरदों की कार्यशीलता पर विपरीत एवं हानिकारक प्रभाव पड़ता है। ये सभी कारण उनके शरीर की पूरी रासायनिक प्रक्रिया को अस्त-व्यस्त कर देते हैं। इन कारणों और प्रभावों से बचाव का एकमात्र उपाय भोजन एवं शारीरिक श्रम में पूरा तालमेल स्थापित करना है।

13. वातावरण, प्रकृति और स्वभाव के प्रतिकूल आचरण

प्रत्येक व्यक्ति अपना डॉक्टर स्वयं है। उसे पूरी तरह ज्ञात होता है कि उसके शरीर के लिए क्या उचित है, क्या अनुचित; उसे किस मौसम में क्या खाना चाहिए, क्या नहीं। यदि हम मनमाने ढंग से आचरण करते हैं तो हमारा शरीर हमें प्रारंभ में ही कई लक्षणों की संभावित चेतावनी दे देता है। यदि समय रहते शरीर की चेतावनी से हम सावधान हो जाते हैं तो रोग होने की संभावना प्राय: समाप्त हो जाती है।

प्रत्येक क्षेत्र का वातावरण और जलवायु अलग होते हैं। इसी कारण सभी क्षेत्रों में शाक, फल, वनस्पति, पेड़-पौधे एक से नहीं उगते। जिस क्षेत्र में हम रहते हैं, यदि उसी क्षेत्र में व्याप्त अन्न, फल आदि का अपेक्षित मात्रा में ठीक समय पर सेवन किया जाए तो स्वास्थ्य ठीक रहता है। संभ्रांत परिवारों में फैशन है कि जिस मौसम में जो सब्जी और फल पैदा होते हैं उनका उपयोग न करके उस समय किया जाता है जब वे महँगे और बेमौसमी होते हैं। ऐसा करने से धन एवं तन दोनों का नाश होता है और लाभ की जगह हानि ही होती है। शरीर बेमौसम के अनाज और फलों को स्वीकार नहीं करता, क्योंकि ऐसा भोजन तो प्रकृति के विरुद्ध है, अत: त्याज्य है।

कुछ फल और अनाज क्षेत्र विशेष की धरती पर ही पैदा होते हैं, सर्वत्र या अन्यत्र नहीं। इसका तात्पर्य है कि प्रकृति हमें जो कुछ और जिस मौसम में, जिस रूप में देती है उसी रूप में उसका प्रयोग किया जाना चाहिए। यदि हम क्षेत्रीय भोजन-प्रणाली को अपना लें तो बहुत सारी समस्याएँ स्वत: सुलझ जाएँगी। कई क्षेत्रों में चावल या गेहूँ, कुछ में चना या बाजरा अधिक खाया जाता है, कुछ में तेज मिर्च-मसालों का प्रयोग होता है, कुछ एक में देसी घी, सरसों या नारियल के तेल का खाना पकाने में प्रयोग होता है—ये सभी विभिन्नताएँ क्षेत्र विशेष की खान-पान प्रणाली से संबद्ध हैं। इन्हें धीरे-धीरे अपनाकर हम स्वस्थ रह सकते हैं।

हमारे देश के प्राचीन मनीषियों और चिकित्सकों ने प्रत्येक ऋतु में अलग-अलग भोजन-व्यवस्था की अनुशंसा की है और ये विभाजन स्वास्थ्य, ऋतु एवं प्रकृति को ध्यान में रखकर किए गए हैं। उदाहरण के लिए, बरसात में पाचन-क्रिया कमजोर रहती है, इसलिए भारी, तला हुआ भोजन वर्जित है। सर्दी में क्षुधा बढ़ने के

कारण दूध, घी, तला भोजन, सूखे मेवे खाने की बात कही गई है। गरमी में प्यास ज्यादा लगती है और पाचन भी कमजोर रहता है, इसलिए हलका, घी-रहित, सहज सुपाच्य भोजन, अधिक तरल पदार्थ के सेवन की बात कही गई है।

14. यौन संबंधी समस्याएँ

यौन का सीधा संबंध हमारी यौन-ग्रंथियों से है और अन्य मानसिक भावनाओं एवं उद्वेगों की तरह यह भी एक बलवती इच्छा है। एक विदेशी यौन विशेषज्ञ ने लिखा है कि जो लोग लंबे समय तक यौन-क्रिया को चालू रखते हैं उनका स्वास्थ्य ठीक रहता है, अंग-प्रत्यंग सुचारु रूप से कार्य करते रहते हैं, उनकी अंत:स्रावी ग्रंथियों से समुचित स्राव होते रहने से शारीरिक रासायनिक प्रक्रिया सामान्य बनी रहती है, मोटापा नहीं होता, हृदय-श्वास और निस्सारक प्रक्रियाएँ सामान्य रूप से कार्य करती रहती हैं। इनके अलावा वे मानसिक रूप से प्रसन्न रहने के कारण तनाव के जल्दी शिकार नहीं होते।

यौन भावनाओं को दबानेवालों का स्वभाव तीखा, क्रोधी और चिड़चिड़ा हो जाता है। उनका पारिवारिक जीवन नरक समान बन जाता है। घर का वातावरण तनावपूर्ण और विषाक्त बन जाता है।

यदि सेक्स से हमारी सभी प्रक्रियाएँ सामान्य और सुचारु रूप से कार्य करती हैं तो इसका सीधा प्रभाव हमारे शरीर व मन पर पड़ता है, जिससे भोजन पच जाता है, कार्यशीलता सुधरती है, पति-पत्नी के संबंध मधुर होते हैं। घर का वातावरण सौम्य, सुव्यवस्थित और तनावहीन होता है। संक्षेप में, निष्कर्ष यही निकलता है कि मोटापे से यौन-क्रिया का प्रत्यक्ष न होकर परोक्ष संबंध है, अर्थात् इससे पाचन और कार्यक्षमता सुधरने से सुस्ती, आलस्य, प्रमाद नहीं होते; सभी अंग अपना-अपना कार्य करते रहते हैं और शरीर पर अतिरिक्त मांस नहीं चढ़ता। परंतु शर्त यह है कि सीमा से अधिक यौन-लिप्तता या इसका नितांत अभाव होना भी हानिकारक है, अत: इनमें संतुलन बनाए रखना जरूरी है।

15. आनुवंशिकता

कई परिवारों में मोटापा वंशानुगत होता है। ऐसा शायद खान-पान की समान प्रणाली के कारण हो सकता है। खान-पान की आदतें पीढ़ी-दर-पीढ़ी बिना बदलाव के निरंतर एक समान चलती रहती हैं और विशिष्ट प्रकार का आहार ऐसे परिवारों की परंपरागत आदत बन जाता है। अन्य कारण 'जीन' (Gene) का भी हो सकता है, अर्थात् मोटापे की प्रवृत्ति एक पीढ़ी से दूसरी पीढ़ी में पाई जाती है, जिसे

आनुवंशिक प्रभाव कहा जाता है।

यह कहना गलत होगा कि पतले और छरहरे बदन के माता-पिता की संतान भी अपने माता-पिता के ही समान पतली होगी अथवा मोटे, थुलथुल और बेडौल माता-पिता की संतान के शरीर का डील-डौल भी उन्हीं के समान होगा। हाँ, इतना तो हो सकता है कि बच्चों के नैन-नक्श, रंग-रूप अपने माता या पिता के समान हों, परंतु यह जरूरी नहीं कि बच्चों का कद भी अपने माता-पिता के समान छोटा, मझला या लंबा ही हो। प्रत्येक बच्चे की मानसिकता, आदतें, लालन-पालन का ढंग, वातावरण, मानसिक अवस्था, शारीरिक ढाँचा, शरीर का आकार, डील-डौल अलग-अलग होता है। कारण कि घर का माहौल प्रत्येक बच्चे के लिए अलग होता है।

इतना अवश्य है कि यदि परिवार में माता या पिता अथवा दोनों ही मोटे हैं तो उनके बच्चों में मोटापे की प्रवणता (Tendency Towards Obesity) होती है और मोटा होने की संभावना का डर सदा बना रहता है। अत: ऐसे मोटे शरीरवाले माता-पिता को अपने बच्चों को इस बारे में सावधान और चौकस अवश्य करते रहना चाहिए तथा उनके आहार पर भी नजर रखनी चाहिए। इसके विपरीत, जो माता-पिता पतले हैं उन्हें निश्चिंत नहीं हो जाना चाहिए कि उनके बच्चे कभी मोटे नहीं होंगे या हो सकते। उन्हें भी अपने बच्चों को इस विषय में सावधान करते रहना चाहिए और उन्हें समुचित आहार ही देना चाहिए। इस विषय में कोई बँधे-बँधाए, कठोर या निश्चित नियम नहीं बनाए जा सकते, क्योंकि प्रत्येक नियम में अपवाद हो सकता है।

माता-पिता को अपने बच्चों को भी शारीरिक श्रम और व्यायाम के लिए प्रेरित एवं प्रोत्साहित करना चाहिए। यदि संभव हो तो उन्हें भी इस दिशा में प्रवृत्त करना चाहिए, ताकि यदि वे मोटे हैं तो उनका वजन सामान्य किया जा सके, यदि वे पतले हैं तो उन्हें भविष्य में मोटा होने या मोटा होने की प्रवृत्ति से बचाया जा सके।

16. आयु विशेष में मोटापा

इस प्रश्न का स्पष्ट और सीधा उत्तर 'नहीं' में है। यदि सभी को यह पूर्वज्ञान हो जाए कि उसे मोटापा किस आयु में होगा या हो सकता है तो बचाव के उपाय भी किए जा सकते हैं। परंतु इस प्रकार की भविष्यवाणी करना बहुत कठिन है। वैसे प्रत्येक व्यक्ति को मोटापे के संभावित कारणों के विषय में सचेत अवश्य किया जा सकता है, ताकि वह निवारक उपाय अपनाकर संभावित मोटापे से स्वयं अपनी रक्षा कर सके।

बचपन में मोटापा

जो बच्चे अधिक खाते हैं, टी.वी. लगातार देखते रहते हैं, वीडियो गेम्स खेलते हैं, खेल-कूद संबंधी प्रतियोगिताओं में भाग नहीं लेते, पैदल चलने की बजाय वाहन से यात्रा करते हैं, कोई भी वस्तु बाजार से लानी हो तो भी वाहन का सहारा लेते हैं, अपना काम स्वयं न करके दूसरों से ही करवाते हैं, घर का काम-काज नहीं करते, ऐसे बच्चों को आमतौर पर मोटापा चढ़ जाना साधारण बात है। बचपन की अकर्मण्यता और सुस्ती की आदतें यदि किशोरावस्था तक भी खिंच जाती हैं तो किशोर भी मोटे हो जाते हैं। आजकल के मशीनी युग ने शरीर की स्वचालन प्रक्रिया को जंग लगा दिया है। जो काम हमें शरीर के अंगों से लेना चाहिए उसके स्थान पर हम मशीनी उपकरणों का प्रयोग करके शरीर की कार्यक्षमता का ह्रास कर रहे हैं। शरीर के किसी अंग का जब प्रयोग करना बंद कर दिया जाता है तो वह कालांतर में निष्क्रिय हो जाता है। परिणामस्वरूप वह अंग या तो सूख जाता है या अधिक स्थूल हो जाता है। बच्चों को ऐसी स्थितियों से उबारकर उनमें शारीरिक व्यायाम की आदत डालनी चाहिए, ताकि शरीर से अतिरिक्त मांस छँट जाए और शरीर सुडौल व दृढ़ बन जाए।

गर्भकाल और शिशु-जन्मकाल में मोटापा

गर्भ में पल रहे बच्चे के वजन से माता के शरीर का वजन भी बढ़ने लगना एक स्वाभाविक और प्राकृतिक क्रिया है। इस अतिरिक्त भार के समायोजन में प्रकृति मदद करती है, जैसे—पेट का घेरा बढ़ जाना, कमर का घेरा बढ़ना, कूल्हों और नितंबों पर अधिक मांस जमा होना, स्तनों का आकार बढ़ जाना आदि। गर्भकाल में महिलाओं को सहनीय व्यायाम करने का परामर्श इसीलिए दिया जाता है, ताकि उनकी क्रियाशीलता और क्षमता बनी रहे, सुस्ती न आए, अधिक नींद और तंद्रा न हो, बच्चे का गर्भ में विकास समुचित रूप से होता रहे। यदि वे ऐसा नहीं करेंगी तो उनके शरीर का भार तो बढ़ेगा ही, गर्भस्थ शिशु का भार भी अनुपात में अधिक बढ़ने से प्रसव के समय कष्ट अधिक होगा। देखने में आया है कि अधिक मोटी और वजनवाली महिलाओं का प्रसव भी कष्टप्रद होता है। जिन महिलाओं के शिशु आठ पाउंड से अधिक होते हैं, उन्हें मधुमेह होने की आशंका बनी रहती है।

प्रसव के बाद बच्चे का भार और कुछ अतिरिक्त भार तो कम हो जाना स्वाभाविक है; परंतु कुछ महिलाओं का पेट लटकने लगता है, कमर के आस-पास मांस जमा हो जाता है, कूल्हे भारी हो जाते हैं, जाँघें मोटी हो जाती हैं, स्तन भारी

और दूधयुक्त हो जाते हैं। इन सभी लक्षणों को समझना चाहिए और उचित शारीरिक श्रम करके वजन पर नियंत्रण पाने का यत्न करना चाहिए। प्रसव के बाद कुछ दिनों को छोड़कर माता को स्वयं अपनी और अपने बच्चे की देखभाल, लालन-पालन करना चाहिए, बच्चे को अपना दूध पिलाना चाहिए, घर का काम-काज स्वयं करना चाहिए और सुबह-शाम सैर को जाना चाहिए। इन उपायों से शरीर का बढ़ता भार नियंत्रण में आ जाता है और गर्भ से पूर्व की शारीरिक स्थिति फिर वापस लाई जा सकती है।

महिला पाठकों के हित में हम एक तथ्योद्घाटन करना आवश्यक समझते हैं। आजकल अधिकांश माताएँ अपने बच्चों को इस भय से दूध नहीं पिलातीं कि कहीं उनका सौंदर्य न बिगड़ जाए। प्रसव के बाद स्तनों में दूध आना एक स्वाभाविक प्रक्रिया है और दूध इसलिए बनता है, ताकि बच्चे को उसका सेवन कराया जाए। स्तनपान कराने से गर्भ पुन: ठहरने का भय नहीं रहता, शरीर का वजन नियंत्रण में रहता है, शरीर का भार भी कम होता है, अधिक मांस छँट जाता है, मन में प्रसन्नता और संतुष्टि का भाव रहता है। यदि महिला के स्तनों में दूध उतरता है, परंतु बच्चे को नहीं पिलाया जाता तो अनुपयुक्त दूध या तो व्यर्थ बह जाता है या कालांतर में स्तनों में सूखने के बाद कड़ी गाँठें बन जाती हैं, जो कैंसर का रूप भी धारण कर सकती हैं।

सामान्यतया प्रसव के बाद महिला के शरीर का वजन गर्भावस्था के पूर्व की स्थिति में छह से आठ सप्ताह के भीतर फिर आ जाना चाहिए, यदि वह अपनी दिनचर्या, आहार, शारीरिक व्यायाम को सामान्य रखने में समर्थ है। कई महिलाएँ बच्चे की देखभाल के बहाने या अन्य किसी कारण से आराम अधिक करने लगती हैं। ऐसे में उनका मोटापा बढ़ने लग जाता है। कुछ माताएँ बच्चे को खिलाने के लिए इतना अधिक आहार तैयार कर लेती हैं, जो उन्हें ही खाना पड़ता है, जिससे उनके शरीर में वसा और बढ़ जाती है। कई माताएँ बच्चे को गोदी में या अपनी छाती पर देर तक सुलाती हैं और स्वयं भी सो जाती हैं। इससे भी उनका वजन बढ़ने लग जाता है। इन सभी कारणों से प्रसवोत्तर काल में महिलाओं को बचना चाहिए और कर्मठ जीवन बिताना चाहिए। याद रखें, शरीर पर अतिरिक्त मांस बढ़ाना जितना आसान है, उससे कहीं अधिक दुस्तर और श्रमसाध्य कार्य है बढ़े हुए मांस को कम करना।

चालीस-पचास वर्ष की आयु के बाद मोटापा बढ़ना

आयु का मध्यवर्ती या इसके बाद का समय महिलाओं के लिए विशेष रूप से

महत्त्वपूर्ण होता है, क्योंकि इस आयु में मासिक धर्म प्राय: बंद हो जाता है। इस समय हारमोन प्रक्रिया में बदलाव होता है। रक्तस्राव, थकावट, आराम करने को मन करना, वृत्तियों और स्वभाव में बदलाव हो जाता है। अधिकांश महिलाएँ आरामपरस्त हो जाती हैं, सामान्य काम-काज करना बंद या कम कर देती हैं। उनके जोड़ कड़े एवं हड्डियाँ कमजोर हो जाती हैं। इससे बाहर आने-जाने और क्रियाशीलता में भी विपरीत प्रभाव पड़ता है। ऐसी स्थिति में उनके शरीर का वजन धीरे-धीरे बढ़ने लग जाता है और उन्हें अनेक रोग आ घेरते हैं। मासिक धर्म बंद होने का मतलब यह नहीं कि शरीर को ढीला छोड़ दें और उससे काम लेना ही बंद कर दें। यह तो अकर्मण्यता की स्थिति है, इससे उन्हें छुटकारा पाना चाहिए और अधिक-से-अधिक समय अपने को काम में व्यस्त रखना चाहिए।

पुरुषों को यदि दमा, खाँसी, गठिया, जोड़ों में दर्द हो तो उन्हें चलने-फिरने में कठिनाई होती है। बाहर आना-जाना बंद हो जाता है, सारी क्रियाएँ घर के दायरे में ही सिमटकर रह जाती हैं। उनका सामाजिक जीवन भी समाप्त हो जाता है। वे परिवार और समाज से विरक्त हो जाते हैं। मानसिक और शारीरिक अकर्मण्यता की यह स्थिति उनके मोटापे का कारण बन जाती है। ऐसे लोगों को, वे चाहे महिलाएँ हों या पुरुष, घर के अंदर ही हलका-फुलका व्यायाम, योगासन, प्राणायाम, चिंतन और छोटे-मोटे घरेलू काम करके या कामों में हाथ बँटाकर समय बिताना चाहिए, ताकि निष्क्रियता की स्थिति और शरीर के वजन पर नियंत्रण रखा जा सके।

जिन लोगों को किसी रोग या दुर्घटना के कारण अधिक देर तक बिस्तर पर पड़े रहना पड़ता है उनके शरीर का भार भी बढ़ने लग जाता है। परंतु यह केवल उतने समय तक के लिए होता है जब तक वे शय्या पर रहते हैं। स्वस्थ होने पर जब वे पुन: क्रियाशील हो जाते हैं तो उनका वजन फिर से सामान्य हो जाता है।

वजन बढ़ाने में कार्बोहाइड्रेट, प्रोटीन, वसा व स्टार्च की भूमिका

मोटापा बढ़ाने में इन चार तत्त्वों की विशेष भूमिका रहती है। चारों ही शरीर में ऊर्जा का सृजन करके शरीर में शक्ति का संचार करते हैं। इस विषय में संक्षिप्त वर्णन पहले भी किया जा चुका है, किंतु यहाँ हम इस विषय पर विस्तृत रूप से प्रकाश डालने का प्रयत्न करेंगे, क्योंकि आहार में इन चारों का प्रमुख स्थान है। इन सभी का उचित परिमाण में सेवन शरीर की सामान्य पाचन-प्रणाली के लिए आवश्यक ही नहीं, अपितु अपरिहार्य है।

कार्बोहाइड्रेट्स से तात्पर्य है ऑक्सीजन, कार्बन, हाइड्रोजन और जल की समुचित मात्रा। इस प्रकार कार्बो शक्कर, ग्लूकोज और एनीलोज में बदल जाते हैं।

फलों आदि से जो शर्करा बनती है उसे 'फ्रक्टोज', गन्ने के रस आदि से बननेवाली शर्करा को 'ग्लूकोज' और दूध आदि से उत्पन्न शर्करा को 'लैक्टोज' के नाम से जाना जाता है। वास्तव में सभी प्रकार के कार्बोज स्टार्च (माँड़) से ही बनते हैं, जिनमें गेहूँ, चना, चावल, विभिन्न दालें, बाजरा आदि शामिल हैं। कार्बोज को यदि खाद्य-योजना या आहार-योजना से निकाल दें तो खाने को बाकी कुछ विशेष न बचेगा। इसीलिए हमारे शरीर को 60 प्रतिशत से अधिक ऊर्जा इसी साधन से प्राप्त होती है और ऊर्जा का यह प्रमुख साधन भी है, बाकी ऊर्जा 30-35 प्रतिशत प्रोटीन से और शेष वसा से प्राप्त होती है। कार्बोज निर्धन का भोजन है, जो सबसे कम दाम पर उपलब्ध है। प्रोटीन और वसा अपेक्षाकृत इससे अधिक महँगे स्रोत हैं, जो प्रायः आम आदमी की पहुँच से बाहर हैं।

कार्बोज सभी प्रकार के शाकाहारी भोजन से प्राप्त हो सकता है, अतः अलग से चीनी, गुड़, शक्कर, गन्ने का रस आदि प्रयोग करके इसकी कमी को पूरा करना जरूरी नहीं। यदि हम गेहूँ की एक रोटी खाते हैं तो इसका अर्थ है, पाँच चम्मच चीनी के बराबर शर्करा हमने खा ली है; क्योंकि हमें प्रायः इस तथ्य का पता नहीं होता और हम बड़ी शान से कहते हैं कि हमने चीनी (शर्करा) नहीं खाई। परंतु पाँच रोटियाँ खा ली हैं तो इसका अर्थ है कि परोक्ष रूप से हमने 400 कैलोरी कार्बोज तो एक समय की रोटी से ही प्राप्त कर लिया है। हम अनाजों में प्रोटीन की मात्रा से प्राप्त ऊर्जा की गणना करना भूल जाते हैं। इसके बाद घी, तेल आदि से प्राप्त अतिरिक्त कैलोरी को भी भुला देते हैं। इस प्रकार अनजाने में ही भोजन द्वारा शरीर में अधिक कैलोरी का आहार जबरन लादकर हम क्रमशः अपनी पाचन-शक्ति का ह्रास करते जाते हैं। परिणामस्वरूप वसा शरीर में जमा होने लगती है और शरीर मोटा होता जाता है।

प्रोटीन भी एक आवश्यक तत्त्व है, जो हमें चने और दाल-अनाजों से तथा दूध, पनीर, दही और अन्य पदार्थों से प्राप्त होता है। प्रोटीन मांसपेशियों के लिए जरूरी है। परंतु इसका भोजन में अधिक मात्रा में होना गुरदों के लिए हानिकारक है। इसलिए प्रोटीन का प्रयोग भी उचित मात्रा में ही करना ठीक है।

स्टार्च और **वसा** का हमारे शरीर में वजन बढ़ाने से सीधा संबंध है। स्टार्च हमें आलू, चावल आदि से प्राप्त होता है। यदि आलू भूनकर खाया जाए और चावल हाथ से कुटा हुआ खाया जाए तो स्टार्च की मात्रा शरीर में कम पहुँचती है। वसा या चिकनाई भी अंगों के समुचित संचालन में सहयोगी है और इसे वनस्पति तेलों, घी, मक्खन आदि से प्राप्त किया जाता है। हमारे शरीर को इनसे उत्पन्न और प्राप्त ऊर्जा

में से जितनी आवश्यकता होती है उसका शरीर उपयोग कर लेता है, लेकिन अतिरिक्त ऊर्जा शरीर का मांस बढ़ाकर उसे मोटा बनाती है। चिकनाई से कोलेस्टेरॉल की मात्रा बढ़ती है। इससे हृदय रोग के लिए द्वार खुल जाता है। अत: स्टार्च और वसा का सीमित मात्रा में ही प्रयोग करना चाहिए।

अखरोट, बादाम, काजू, पिस्ता, चिलगोजा, खूबानी, अंजीर, किशमिश आदि ऊर्जा प्राप्त करने के लिए उपयोगी हैं। इनका सीमित मात्रा में प्रयोग तो ठीक है, किंतु अधिक मात्रा में प्रयोग शरीर के लिए हानिकर है; क्योंकि मेवा में तैलीय पदार्थ, कार्बोज और प्रोटीन उच्च मात्रा में पाए जाते हैं। इन सभी से शरीर में वसा, कोलेस्टेरॉल, प्रोटीन और कार्बोज की मात्रा बढ़ जाती है। ये तैलीय तत्त्व की प्रधानता के कारण पचते भी देर से हैं और पाचन-क्रिया पर अतिरिक्त बोझ डालकर उसे कमजोर कर देते हैं। प्राय: देखा गया है कि जिह्वा के स्वाद के कारण इन्हें सीमा से अधिक खाया जाता है। इस कारण ये मांस बढ़ाने में सहायक होते हैं। शरीर में अधिक वसा होने पर शरीर मोटा, बेडौल और थुलथुला होने लगता है, जिससे अनेक रोग जन्म लेते हैं।

अमेरिका में मोटापे को स्वास्थ्य और जीवन का शत्रु माना गया है। वहाँ की एक बीमा कंपनी ने मोटापे से मरनेवालों का तुलनात्मक अध्ययन करके जो आँकड़े दिए हैं, वे आश्चर्यचकित करनेवाले हैं—

मोटापे के कारण मरनेवालों की संख्या (प्रति लाख)

मृत्यु के कारण	कम वजनवाले	सामान्य वजनवाले	अधिक वजनवाले
गुरदे के रोग	50	180	140
मिरगी	50	70	110
हृदय रोग	50	80	120
मधुमेह	10	15	35
टी.बी.	120	65	30
श्वास रोग	95	90	92
कैंसर	62	60	70
दुर्घटनाएँ	55	60	65
आत्महत्या	25	20	30

मोटापे के कारण होनेवाले कतिपय रोगों में पुरुष और महिलाओं का मृत्यु-दर अनुपात निम्नलिखित है—

रोग व रोगावस्था	पुरुष	स्त्री
दिमाग से रक्तस्राव	1.59	1.62
मधुमेह	3.83	3.72
यकृत का कैंसर	2.49	1.47
पित्त-पथरी	2.06	2.84
जीर्ण गुरदा-प्रदाह	1.91	2.12
कोरोनरी हृदय रोग	1.42	1.75
तपेदिक	0.21	0.35
अपेंडिसाइटिस	2.23	1.95
आत्महत्या	0.78	0.35
सड़क दुर्घटनाएँ	1.31	1.20

उपर्युक्त आँकड़े 'हेल्थ एंड ओबेसिटी' पत्रिका, न्यूयॉर्क में लगभग पचास वर्ष पहले प्रकाशित हुए। लेकिन अब तो स्थिति और भी बदतर एवं भयावह होगी।

पूर्ववर्ती पृष्ठों में मोटापे के उन्हीं कारणों का वर्णन किया गया है जिन्हें प्रमुख कारण माना है। परंतु इनके अतिरिक्त और भी अन्य अनेक कारणों की संभावना से इनकार नहीं किया जा सकता। जैसे-जैसे हमारी सभ्यता, रहन-सहन, जीवन-शैली, खान-पान की आदतों एवं पर्यावरण के प्रदूषण स्तर में बदलाव आता जाएगा वैसे-वैसे मोटापे के अनेक नए कारण सामने आएँगे। अतः निरंतर सावधानी, संयम और जागरूकता से ही हम अपने आपको शरीर के शत्रु मोटापा से बचा सकते हैं।

□

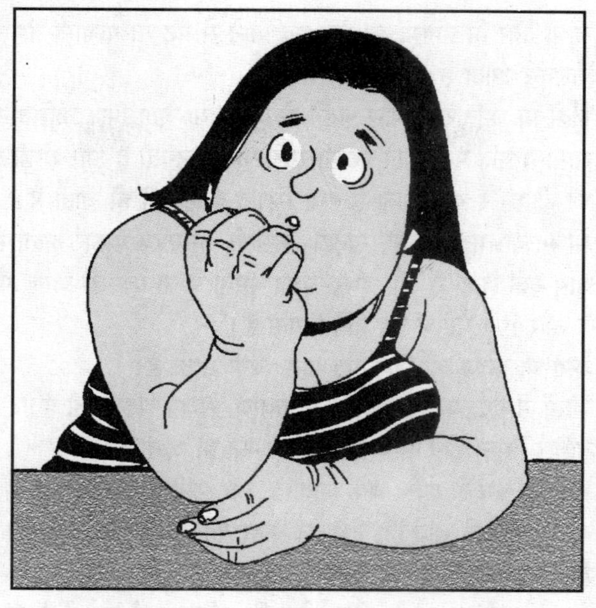

③

मोटापे की पहचान कैसे करें?

अधिक खाने से अधिक रोग उत्पन्न होते हैं। सबसे पहले हम यह जानने का प्रयत्न करते हैं कि मोटापे या मोटा होने की पहचान क्या है? निश्चित रूप से मोटापा एक अभिशाप है। यह व्यक्ति को अपनी ही नजरों में गिरा देता है, दूसरों के उपहास का पात्र बना देता है, व्यक्ति को समाज से विरक्त कर देता है आदि। मोटापे से ग्रस्त लोगों को प्राय: निम्न स्थितियों का सामना करना पड़ता है—

- ★ गरदन का मांस लटक जाता है।
- ★ बाँहें, गरदन और हाथ भारी हो जाते हैं।
- ★ कमर का घेरा बढ़ने से पेट निकल आता है, जो देखने में भद्दा लगता है।
- ★ कमीज गले, कंधे, बाजू, छाती, कमर और पेट से तंग हो जाती है।
- ★ पेट पर पैंट का घेरा बढ़ जाता है और बँधी हुई बेल्ट भी नहीं दिखाई देती; क्योंकि पेट का बढ़ा मांस उसे छिपा लेता है।

★ जाँघों और पिंडलियों का घेरा बढ़ जाने से पैंट या पाजामा तंग होकर या फँसकर आता है।
★ पाँवों पर अतिरिक्त मांस चढ़ने से जुराब या जूता फिट नहीं आता।
★ सामान्य गति पर चलने पर भी साँस फूलने लगती है और थोड़ी दूर चलने पर ही शरीर थक जाता है तथा स्थिति कष्टदायी हो जाती है।
★ भोजन के बाद कड़वी, खट्टी, कसैली, अम्लीय डकारें आती हैं, पेट में वायु रुक जाती है और इधर-उधर घूमती है या एक ही जगह फँस जाती है और फिर पेट में दर्द होने लगता है।
★ दस्त या कब्ज की शिकायत प्राय: बनी रहती है।
★ जोड़ों में दर्द, कड़कड़ाहट की आवाज, सूजन चढ़ जाती है।
★ नाड़ियाँ सुन्न होने से शरीर निष्प्राण-सा हो जाता है।
★ थोड़े से श्रम से शरीर थक जाता है और पसीना छूटने लगता है।
★ कूल्हे भारी हो जाते हैं। जैसे पेट बाहर की ओर बढ़कर ढलकने लगता है वैसे ही कूल्हे पीछे की ओर से बढ़ जाते हैं।

महिलाएँ अपने शरीर और सौंदर्य के प्रति अधिक सचेत होती हैं। जरा सा भी सामान्य स्तर का मोटापा उनमें हीनभावना पैदा करने के लिए काफी है। उनके शरीर का मोटापा उन्हें बार-बार नए कपड़े सिलवाने को विवश कर देता है। दूसरे यदि फैशन जल्दी-जल्दी बदलता रहे तो नित नए कपड़े लेने पर उनपर आर्थिक बोझ बढ़ जाता है। महिलाओं में प्रसव के दो-तीन महीने पहले चार-छह सप्ताह बाद तक शरीर का वजन बढ़ना प्राय: स्वाभाविक और सामान्य बात है। यदि ऐसी महिलाएँ अपनी दिनचर्या और जीवन-शैली नियमानुसार रखें तो उनके शरीर का भार पहले की स्थिति में लौट आता है।

शरीर में वैसे ऊपर की त्वचा के नीचेवाली चमड़ी के भाग में वसा जमनी शुरू होती है और धीरे-धीरे एक के ऊपर दूसरी परत जमती जाती है। अंग्रेजी में इसी को 'ओबेसिटी' कहा गया है। वजनवाली तालिका पढ़कर ज्ञात हो जाएगा कि अधिक शरीर भारवाले उन्हीं लोगों को कहा जाएगा, जिनका वजन सामान्य भार से 20 प्रतिशत या इससे अधिक है। ऐसे स्तर के लोगों में प्राय: वे सभी लक्षण पाए जाते हैं जिनका उल्लेख ऊपर किया गया है।

आप मोटे हैं या नहीं, यह निश्चित करने की एक साधारण विधि है। वसा ऊपर की चमड़ी के नीचे एकत्रित होती है। आप ऊपर की चमड़ी अँगूठे और उँगलियों के बीच में पकड़ें तथा ऊपर उठाएँ। यदि आप मोटे नहीं हैं तो उठा हुआ

मांस एक इंच के चौथाई भाग से कम ऊँचा ही उठेगा। यदि मांस आधा इंच उठता है तो इसका मतलब है, मोटापे की प्रक्रिया शुरू हो गई है और चमड़ी के नीचे 'फैट' प्रारंभिक दशा में जमा होना शुरू हो गया है। यदि मांस पौन इंच या इससे ऊपर उठता है तो आप निश्चित रूप से मोटापे की चपेट में आ गए हैं। यह स्थिति एक प्रकार से प्रकृति की चेतावनी है, जिससे आपको सचेत हो जाना चाहिए और मोटापा कम करने के प्रभावी उपाय अपनाने शुरू कर देने चाहिए।

कुछ वर्ष पूर्व महिलाओं के विभिन्न शारीरिक अंगों के विषय में सामान्य रूप से कुछ मानक निर्धारित किए गए थे, जो उनके शरीर की लंबाई पर आधारित हैं। इनका ब्योरा आगे दिया जा रहा है—

शरीर-कद	150 (5')	155 (5'.2")	160 (5'.4")	165 (5'.6")	170 सें.मी. (5'.8")
कंधे	32"	33"	34"	35"	36 इंच
कमर	22"	22"	23"	24"	25"
कूल्हे/नितंब	32"	33"	34"	35"	36"
जंघा	18"	19"	19"	20"	20"
पिंडली	11"	12"	12"	12"	12½
टखना	6/½	7"	7"	7½	7½

प्राय: देखा गया है कि हाथ की छोटी उँगली के आरंभ से लेकर अँगूठे की लंबाई तक जितनी लंबाई होती है उतनी ही लंबाई पाँव की एड़ी से लेकर पाँव के अँगूठे तक की लंबाई के बराबर होती है। इसके मानक कुछ नगण्य अपवाद भी हो सकते हैं।

क्या मोटापे के कारण कार्बोज, प्रोटीन और वसा का प्रयोग त्याज्य है?

नहीं, यह बात बिलकुल गलत और निराधार है। वैसे स्टार्च-युक्त आहार को ही कार्बोहाइड्रेट्स कहा गया है और शरीर की दो-तिहाई ऊर्जा की कमी इसी से पूरी की जाती है। यह शक्ति का सबसे उत्तम और सस्ता साधन है, जो हमें मुख्य रूप से अनाजों से ही प्राप्त होता है। जिन लोगों को कार्बोज की महत्ता और उपयोगिता का ज्ञान नहीं, वे ही इसे कम करने या आहार से पूरी तरह नदारद करने की बात करते हैं। यदि हम ऐसा करते हैं तो शरीर को केवल प्रोटीन, वसा, विटामिन और खनिज

उत्पादों पर निर्भर होना पड़ेगा और ये सभी तत्त्व मिलकर भी शरीर के लिए समुचित ऊर्जा नहीं जुटा पाएँगे, जितना कि केवल कार्बोज ही कर पाते हैं। कार्बोज का परिवर्तन शर्करा, ग्लूकोज आदि में हो जाता है, जिसे हमारा यकृत सँजोकर रखता है और जब हमें इसकी आवश्यकता होती है, यह इसे खून में प्रवाहित कर देता है, अत: जिनका वजन अधिक है उन्हें अपने पाचन और स्वास्थ्य की स्थिति को ध्यान में रखते हुए कार्बोज का थोड़ी मात्रा में प्रयोग करते रहना चाहिए, ताकि पाचन क्रिया को इससे उत्पन्न ऊर्जा को निर्मित करने में अधिक श्रम न करना पड़े। परंतु इस बात का ध्यान अवश्य रखना चाहिए कि पूरे दिन में ली गई कार्बोज की मात्रा उतनी अवश्य हो जाए जितनी हमें पूरे चौबीस घंटे में आवश्यकता है।

प्रोटीन का मुख्य स्रोत दालें, दूध, पनीर, दही, मट्ठा, मक्खन, लस्सी, मछली, अंडा, मांस, सोयाबीन, सूखे मेवे आदि हैं और इन स्रोतों से हमें एक-तिहाई ऊर्जा ही प्राप्त होती है। वैसे अनाजों से भी प्रोटीन प्राप्त होती है, परंतु अधिक मात्रा में नहीं। यदि मांस आदि का सेवन बिना कार्बोज के किया जाता है तो यकृत इसे पहले अमीनो अम्ल, फिर ग्लूकोज एवं वसीय अम्ल में बदल देता है और एमीनो-ग्रुप से यूरिया में परिवर्तन होने लगता है, जिससे इनका प्रयोग मांसपेशियों के उपयोग में नहीं आता। सभी अमीनो-अम्ल के साथ ग्लूकोज का संपर्क जरूरी है, ताकि इन्हें मांसपेशियों को बलिष्ठ करने के योग्य व उपयोगी बनाया जा सके। जब हम किसी प्रकार का श्रम करते हैं तो मांसपेशियों को अधिक काम करना पड़ता है और वे थकावट महसूस करती हैं। इस कमी को पूरा करने के लिए यकृत द्वारा अतिरिक्त ऊर्जा रक्त में प्रवाहित की जाती है। ग्लूकोज को रक्त द्वारा पुट्ठों तक पहुँचाने में ऑक्सीजन मदद करती है। ऑक्सीजन का आधार है—शुद्ध, स्वच्छ और ताजा वायु। यह प्रक्रिया इतनी सरल और शांत तरीके से होती है कि हमें इसका पता भी नहीं चलता।

इसी प्रकार स्टार्च और वसा का भी शरीर के पोषण में महत्त्वपूर्ण योगदान है। प्राय: देखा गया है कि जाने-अनजाने हम शर्करा और स्टार्च का प्रयोग शरीर की आवश्यकता से अधिक कर जाते हैं। शर्करा और स्टार्च का विघटन एंजाइम के द्वारा होता है। शरीर को पुष्ट रखने के लिए दोनों की स्वकीय महत्ता और उपादेयता है। वसा हमारी हड्डियों और जोड़ों के समुचित संचालन के लिए आवश्यक है। इसलिए रोजाना की मात्रा में शरीर में न जमनेवाली वसा की भूमिका को नकारा नहीं जा सकता। परंतु इसके लिए जमनेवाले वसा के स्रोतों का सहारा लेना स्वास्थ्य के लिए अहितकर है। स्टार्च भी ग्लूकोज में परिवर्तित होकर शरीर की शक्ति की पूर्ति करता

है। वैसे वसा से प्राप्त ऊर्जा अन्य स्रोतों से प्राप्त ऊर्जा से सवा दो गुना अधिक होती है। इसीलिए भोजन में इसकी मात्रा को कम-से-कम रखने की बात कही गई है।

संक्षेप में शरीर के समुचित पोषण और विकास के लिए कार्बोज, प्रोटीन, वसा, विटामिन, खनिज आदि का उचित परिमाण में भोजन में विद्यमान होना एक आधारभूत आवश्यकता है। इसी समुचित संतुलन को संतुलित आहार की संज्ञा दी गई है।

नीचे दिया गया स्टार्च पर आधारित वर्गीकरण पाठकों के मार्गदर्शन और ज्ञानवर्द्धन में सहायक होगा—

1. कम स्टार्चवाले खाद्य पदार्थ

अजमोद, खीरा, शलजम, ताजा पालक, फूलगोभी, चुकंदर, सलाद के हरे पत्ते, नीबू का रस।

2. 'अ' वर्ग से पाँच गुने स्टार्चवाले खाद्य पदार्थ

गाजर, लाल चुकंदर, प्याज, तरबूज, अलूचा, रसभरी, कद्दू, शलजम, स्ट्रॉबेरी, खरबूजा, डिब्बाबंद मटर, आड़ू।

3. 'आ' वर्ग से 6½ गुना स्टार्चवाले खाद्य पदार्थ

सेब, अंगूर, मटर, खूबानी।

4. 'इ' वर्ग से दो गुने स्टार्चवाले खाद्य पदार्थ

आलू, केला, अंजीर, शकरकंद, मक्का।

यह अंतिम सूची नहीं है। इसमें कुछ अन्य खाद्य पदार्थों को भी जोड़ा जा सकता है। कई फल शर्करा के रस में डुबोकर डिब्बों में बंद कर दिए जाते हैं, जिनका सेवन कदापि नहीं करना चाहिए।

□

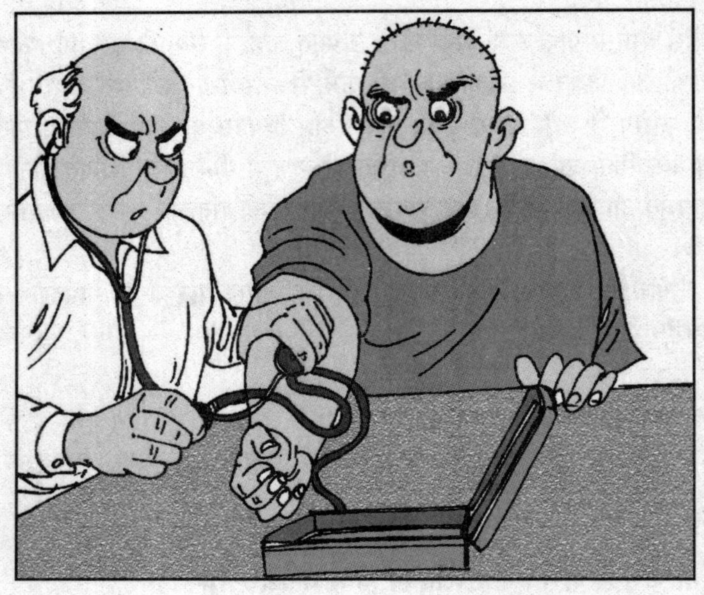

4

मोटापे के कारण होनेवाले प्रमुख रोग

मोटापा अनेक रोगों का कारण माना गया है, जिनमें कुछ का संबंध शरीर के महत्त्वपूर्ण एवं प्रमुख अंगों से है। वैसे तो ऐसे रोगों की संख्या काफी है, किंतु यहाँ उनमें से केवल मुख्य-मुख्य रोगों की चर्चा ही की जाएगी।

1. पाचन संबंधी रोग
2. गुरदे के रोग
3. हृदय रोग
4. उच्च रक्तचाप
5. मधुमेह
6. यकृत संबंधी रोग
7. धमनी काठिन्य
8. जोड़ों और अंगों का दर्द

9. श्वास के रोग
10. मानसिक रोग।

पाचन संबंधी रोग

जरूरत से ज्यादा और बार-बार भोजन करने या मुँह में कुछ-न-कुछ रखकर हमेशा खाते रहने से पाचन-क्रिया प्रायः बिगड़ जाती है, कारण कि पाचन संस्थान को आहार को पचाने के लिए पर्याप्त समय नहीं मिलता। कई लोग लगातार टी.वी. देखते हुए, कंप्यूटर या इंटरनेट पर काम करते हुए भी प्रायः कुछ-न-कुछ खाते रहते हैं। यदि पेट को बराबर खाने की किसी-न-किसी वस्तु से लादा जाता रहे तो आमतौर पर खट्टी, कड़वी, कसैली या अम्लीय डकारें आने लगती हैं या पेट में वायु रुक जाने से गड़गड़ाहट, पेटदर्द, आध्मान (Flatulence), कभी पतले दस्त या कब्ज की शिकायतें होना आम बात है।

जो लोग अधिक तला, घी या तेलयुक्त भोजन करते रहते हैं, तेज और तीखा, मिर्च-मसाला, अधिक खटाई, नमक, मीठा, शराब, बीयर, मांस, मछली, अंडा, फास्ट फूड, चाऊमिन, चाट-पकौड़ी आदि का सेवन करते हैं, उनका पाचन प्रायः दोषयुक्त होता है और जैसे-जैसे रोग पुराना होता जाता है, अन्य रोग भी पैदा होने लगते हैं।

ऊपर बताए गए कारणों का निवारण करने से ही पाचन संबंधी रोगों से छुटकारा पाया जा सकता है। इसके लिए पर्याप्त मात्रा में पत्तेदार हरी साग-सब्जी, खीरा, तोरई, घीया, संपूर्ण अनाजों का मिला-जुला अन्न, मौसमी फल (जिनमें चीनी की मात्रा कम हो), सोयाबीन का आटा, बड़ियाँ, दूध, देसी घी का कम प्रयोग, सरसों, तिल और मूँगफली के तेलों का कम प्रयोग, सोया या सूर्यमुखी के तेलों का अधिक प्रयोग, सप्रेटा दूध का प्रयोग, पानी अधिक पीना, रोजाना शारीरिक व्यायाम और श्रम आदि ऐसे सरल, सस्ते एवं सुलभ उपाय हैं जिनसे वजन को घटाकर काबू में रखा जा सकता है और पाचन संबंधी रोगों से भी मुक्ति पाई जा सकती है। यदि आपका भोजन संतुलित और पौष्टिक है तो रोग होने की संभावना प्रायः नगण्य ही हो जाती है।

गुरदे के रोग

मोटापे की स्थिति में शरीर से विषाक्त तत्त्व हमारे निस्सारक अंगों द्वारा पूरी तरह शरीर से बाहर नहीं निकलते। इन्हें निकालने के लिए गुरदों को क्षमता से अधिक काम करना पड़ता है। जो लोग अधिक शर्करा-युक्त खाद्य व पेय पदार्थों का सेवन करते हैं उनके रक्त में शर्करा की मात्रा बढ़ जाती है। अधिक शर्करा-युक्त

तरल पदार्थों को बाहर निकालने में गुरदों को अधिक काम करना पड़ता है। पेशाब बार-बार आने से गुरदों में सूजन आ जाती है। दुग्धाम्ल (लैक्टिक एसिड) बढ़ जाता है, जो गुरदों को खराब करता है।

जो स्थूल व्यक्ति भोजन में चावल, आलू, अरवी एवं भिंडी का अधिक प्रयोग करते हैं उन्हें पथरी बनने की आशंका बढ़ जाती है। जो दूध, कैल्सियम आदि का प्रयोग मात्रा से अधिक करते हैं वे भी पथरी रोग के शिकार होते हैं। गुरदे में पथरी हो जाने से पेशाब में पीब, रक्त, एलब्यूमिन स्रवित होने लगते हैं। यदि पेशाब/रक्त में अंडलाला (एलब्यूमिन) अधिक हो और शरीर से बाहर निकलने लगे तो हाथ, पाँव, जाँघों, पेट और फेफड़ों में पानी की मात्रा बढ़ने से सूजन हो जाती है, साथ ही चेहरे पर भी सूजन आ जाती है। यदि गुरदों के संक्रमण पर समय रहते नियंत्रण न पाया जाए तो रक्त में यूरिया की मात्रा बढ़ जाती है और गुरदे आंशिक या पूर्ण रूप से बीमार होकर अंततः पूरी तरह काम करना बंद कर देते हैं। यह एक भयानक स्थिति है, जो जीवन को खतरे में डाल सकती है।

गुरदे हमारे शरीर के ऐसे 'फिल्टर' हैं, जो केवल बेकार तत्त्वों को छानकर शरीर से बाहर करने में मदद करते हैं। गुरदे बीमार हों तो जो विषाक्त तत्त्व हमारे शरीर से प्राकृतिक रूप से बाहर निकलने होते हैं, वही रक्त में मिलकर शरीर को प्रदूषित कर पूरी रासायनिक प्रक्रिया को बिगाड़ देते हैं। अतः गुरदों का ठीक प्रकार से काम करना हमारे स्वास्थ्य की गारंटी है।

हृदय रोग

प्रायः हृदय के प्रमुख रोगों का प्रत्यक्ष या परोक्ष रूप से संबंध मोटापे से है। पहले भी लिखा गया है कि कम वजन, सामान्य वजन और अधिक वजनवालों में हृदय रोग से मरनेवालों का अनुपात (प्रति लाख व्यक्ति) क्रमशः 50 : 80 : 120 है। यह अनुपात गुरदे के रोगों से मरने (मोटापे के कारण) वालों के समकक्ष है।

हृदय के प्रमुख रोगों में धमनी काठिन्य, उच्च रक्तचाप, रक्त के दबाव का एकाएक कम होना या बढ़ जाना, छाती में भयानक दर्द, जो कंधों से होकर हाथ तक जाता है, दिल का दौरा, जरा से श्रम से ही साँस फूलना आदि हैं।

मोटापे के कारण शरीर वसा को पचा नहीं पाता, जिससे हृदय को रक्त पहुँचानेवाली नाड़ियों में कोलेस्टेरॉल जमने लगता है और रक्त वाहिनियों का मार्ग संकीर्ण हो जाता है, जिस कारण हृदय को रक्त की आपूर्ति में बाधा पड़ती है। बस, इसी स्थिति और बिंदु से हृदय संबंधी अनेक रोगों का सूत्रपात होता है। जब हृदय को रक्त की आपूर्ति कम हो जाती है तो रक्त की कम मात्रा फेफड़ों में ऑक्सीकरण

के लिए पहुँचती है। इससे शरीर की कोशिकाओं, मांसपेशियों और अन्य अंगों को रक्त की मात्रा कम मिलने के कारण शरीरांगों का पोषण पूरी तरह नहीं हो पाता।

यहाँ हम कोलेस्टेरॉल के बारे में व्याप्त कुछ निराधार धारणाओं को निरस्त करना चाहेंगे, जैसे—यूरिया, यूरिक एसिड, सोडियम क्लोराइड आदि का रक्त में उचित मात्रा में होना जरूरी है, ठीक इसी प्रकार कोलेस्टेरॉल की भी अपनी महत्ता है। समस्या तब पैदा होती है जब इसकी मात्रा सामान्य से अधिक हो जाती है।

कोलेस्टेरॉल का उत्पादन यकृत में होता है और यह हमारी नाड़ियों, कोशिकाओं की झिल्लियों एवं हारमोंस के लिए आवश्यक है। इसके अतिरिक्त यह मस्तिष्क, नाड़ियों, मांसपेशियों और ऊतकों के पोषण में भी सहायक है।

एक स्वस्थ व्यक्ति में 140–160 मि.ग्रा. कोलेस्टेरॉल सामान्य माना गया है और 200 मि.ग्रा. तक से भी स्वास्थ्य संबंधी कोई समस्या पैदा नहीं होती। इससे अधिक मात्रा को असामान्य माना गया है। अतः प्रयत्न करना चाहिए कि इसकी मात्रा रक्त में 200 से कम ही रहे।

विभिन्न खाद्य पदार्थों से जो कोलेस्टेरॉल की मात्रा उपलब्ध होती है उसका ब्योरा इस प्रकार है—

खाद्य पदार्थ		मात्रा (कि.ग्रा. में)
मक्खन	—	250–280
अंडा	—	1500–2000
गुरदे	—	375 से अधिक
वसा (चरबी)	—	95
क्रैब	—	125
शरिंप	—	125
मटन	—	65
संपूर्ण दूध (सूखा पाउडर)	—	85
मलाई रहित दूध (तरल)	—	3
संपूर्ण दूध (तरल)	—	11
पनीर (कॉटेज वेराइटी)	—	1–5
पनीर (चैडर वेराइटी)	—	100
क्रीम	—	65
फल, अनाज और सब्जियाँ	—	0
ब्रेन (मगज)	—	200 से ऊपर

*(**नोट :** ऊपर दी गई तालिका प्रति 100 ग्राम के हिसाब से परिगणित है।)*

मक्खन, अंडा, गुरदा, वसा, क्रैब, शरिंप, पनीर आदि खाद्य पदार्थों के सेवन से जहाँ तक संभव हो, बचना चाहिए। इनके स्थान पर फलों का रस, हरी व पत्तेदार सब्जियाँ, दही, छाछ, उबली सब्जियाँ, चिउड़ा, संपूर्ण अनाजों का आटा, गाजर, शलजम, तोरई, घिया, सलाद, दलिया, भुने आलू, धनिया के पत्ते, हरा पुदीना, पपीता, अनार आदि का प्रयोग करना चाहिए।

उच्च रक्तचाप

यह रोग नहीं, रोग का लक्षण है; परंतु इसी एक लक्षण से पक्षाघात, अंधापन, नाड़ियों का सिकुड़ना, हृदय के रोग, नाक-कान और आँखों से रक्तस्राव आदि रोग उपजते हैं। आज के युग में शायद ही कोई व्यक्ति हो जिसे इस रोग ने परेशान न कर रखा हो। हमारी आधुनिक सभ्यता, गलत खान-पान, रहन-सहन, हर काम में जल्दबाजी, दोषपूर्ण जीवन-शैली, चिंता, समाज-परिवार-व्यवसाय और वैयक्तिक कारणों से यह रोग उग्र होता है। इसे समाप्त तो नहीं किया जा सकता, किंतु दवाइयों और कारणों से मुक्ति पाकर इसपर नियंत्रण पाया जा सकता है।

विश्व स्वास्थ्य संगठन (W.H.O.) ने उच्च और सामान्य रक्तचाप के कुछ मानक निर्धारित किए हैं। जैसे—120/80 मि.ग्रा. रक्तचाप सामान्य माना गया है। यदि यह 130/90-95 हो जाए तो डॉक्टर से नियमित रूप से जाँच करवाते रहना चाहिए। सामान्यतया इस स्थिति में नमक का प्रयोग तथा चिकनाई (घी, तेल, वसा आदि) की मात्रा कम करके इस रोग पर काबू पाना संभव है। रोगी को कभी भी अपने आप या किसी के कहने पर दवा नहीं लेनी चाहिए। दवा तभी लें, जब डॉक्टर कहे। स्वयं दवाई लेना खतरे से खाली नहीं, क्योंकि डॉक्टर जाँच करते समय अन्य पक्षों को भी ध्यान में रखकर उचित दवा निश्चित करते हैं। कई बार दो दवाइयों को मिलाकर खुराक दी जाती है। इसलिए रोगी को डॉक्टर के निर्देशों का पूर्ण रूप से पालन करना चाहिए।

मधुमेह

यह रोग अधिकतर बालकों (Type-I) और चालीस-पचास वर्ष के बाद प्रौढ़ों में होता देखा गया है (Type-II)। बच्चों में रोग होने से उन्हें रोजाना इंसुलिन का इंजेक्शन देना पड़ता है, क्योंकि अग्न्याशय इंसुलिन का उत्पादन करना बंद कर देता है। बड़ी उम्र में यह रोग प्रायः चालीस-पचास वर्ष की आयु में देखने में आता है। तीसरे प्रकार का मधुमेह कुछ महिलाओं को गर्भावस्था के दौरान होता है, जिसे 'Gestational Diabetes' कहा जाता है। परंतु प्रसवोपरांत यह स्वतः समाप्त हो

जाता है। यदि गर्भ से पहले ही माता को मधुमेह रोग होता है तो जन्म लेनेवाले शिशु को जरूरी नहीं कि मधुमेह का रोग हो, किंतु इतना अवश्य है कि बाद के वर्षों में उसे मधुमेह रोग होने की आशंका बढ़ जाती है।

जिन मधुमेह रोगियों के पेट के आस-पास मांस अधिक होता है और उनके पेट का आकार सेब की तरह होता है उनका मधुमेह ठीक करना कठिन होता है। इसके विपरीत, जिनके पेट का आकार नाशपाती जैसा होता है, उनमें इस रोग पर जल्दी नियंत्रण पाना संभव है।

मधुमेह से जितने अधिक रोगों की उत्पत्ति होती है और इसके जितने भयंकर परिणाम होते हैं उतने शायद ही किसी अन्य रोग के होते हों। इस रोग के कारण पाचन-क्रिया गड़बड़ हो जाती है, मस्तिष्क पर कुप्रभाव पड़ता है, श्वास के रोग तथा हृदय रोग होने की आशंका बढ़ जाती है। रक्तचाप बढ़ने लगता है, रक्तवाहिनी नाड़ियों में रक्त का प्रवाह कम हो जाता है (जिसे Neuropathy कहते हैं), शरीर के जोड़ों में दर्द होने लगता है, आँखों की रोशनी जा सकती है या मंद हो जाती है, हाथ-पाँव सुन्न हो जाते हैं, गुरदों की कार्यक्षमता घट जाती है या बिलकुल समाप्त हो जाती है।

मधुमेह के प्रमुख लक्षण हैं—बार-बार और अधिक मात्रा में पेशाब आना, रात को भी पेशाब के लिए उठना, भूख अधिक लगना, बार-बार अधिक मात्रा में भोजन करने पर भी भूख शांत न होना, त्वचा का रूखापन या खुश्की, शरीर पर खारिश (विशेष रूप से जाँघों और जननांगों के आस-पास), प्यास अधिक लगना, पानी बार-बार पीने के बाद भी प्यास शांत न होना, उच्च रक्तचाप और हृदय के अनेक रोग, पेशाब और रक्त में शर्करा की अधिक मात्रा, लिंग के आगे की त्वचा में खारिश और सिकुड़न, यौन-क्षमता में कमी या नपुंसकता अथवा यौनेच्छा का नितांत अभाव या अधिक यौनेच्छा, शरीर निष्प्राण-सा लगना आदि। जैसे मोटापा एक भयंकर रोग है वैसे ही मधुमेह भी है और दोनों रोगों से अनेक भयावह रोगों का जन्म होता है। वैसे मोटापा मधुमेह होने का एक मुख्य कारण है।

यदि मोटापे के कारण मधुमेह होता है तो सबसे पहले डॉक्टर के निर्देशानुसार भोजन पर नियंत्रण करें, शारीरिक श्रम करें, सुस्ती और अकर्मण्यता को त्यागें, योगासन और प्राणायाम करें, जीवन-शैली में सकारात्मक परिवर्तन लाएँ, दवा रोजाना नियमित रूप से लें, त्याज्य खाद्य और पेय पदार्थों का सेवन न करें, सकारात्मक वृत्ति को अपनाते हुए स्वयं को किसी-न-किसी काम में व्यस्त रखें। इन सभी उपायों से मोटापे और मधुमेह, दोनों रोगों पर ही थोड़ा सा प्रयत्न करने पर नियंत्रण पाया

जाना संभव है। याद रखें, एक बार मोटापा कम हो जाए तो उन सभी उपायों को निरंतर करते रहें, जिनसे मोटापा कम हुआ है। इसी प्रकार जिन उपायों से मधुमेह पर नियंत्रण पाया जाना संभव हुआ है उन्हें दैनिक जीवन का जरूरी अंग मानें और उनपर लगातार अमल करते रहें; क्योंकि मोटापे और मधुमेह पर एक बार नियंत्रण पा लिया है तो इसका मतलब यह कदापि नहीं कि मनमानी करने के लिए छूट मिल गई है। ध्यान रहे, मधुमेह पर नियंत्रण तो पाया जा सकता है, परंतु इससे सदा के लिए छुटकारा नहीं पाया जा सकता। ठीक यही स्थिति मोटापे और उच्च रक्तचाप की भी है। सतत प्रयास से सुखी और आनंदपूर्ण जीवन व्यतीत किया जा सकता है।

एक और महत्त्वपूर्ण तथ्य है। मधुमेह के रोगियों को नियंत्रण के उपाय और साधनों को इस सीमा तक नहीं खींचना चाहिए कि शर्करा की मात्रा सामान्य स्तर से नीचे गिर जाए—यह स्थिति शर्करा बढ़ने की स्थिति से बहुत ज्यादा खतरनाक है, जिससे तुरंत मृत्यु भी हो सकती है। इस स्थिति से बचाव का सरल उपाय है कि मधुमेह रोगी अपने पास सदा चीनी, ग्लूकोज, टॉफी, चॉकलेट आदि अवश्य रखें या कोई मीठा पेय लें, ताकि शर्करा के अभाव की पूर्ति तुरंत हो सके। मधुमेह के रोगी, उनके संबंधी व अभिभावक मधुमेह को हौवा न बनाएँ। न तो रोगी को आतंकित करें और न ही स्वयं हों। इसे अन्य किसी रोग के समान ही समझें। रोगी पर अनुचित बंधन न डालें, बल्कि उसे उत्साहित करते हुए उसका मनोबल बनाए रखें।

यकृत संबंधी रोग

यकृत हमारे शरीर की रासायनिक कार्यशाला है और यह पेट के दाएँ भाग में पसलियों के नीचे स्थित है। यह मानव शरीर का सबसे बड़े आकार का अंग है, जिसका वजन 1200-1600 ग्राम के बीच होता है। यदि यह महत्त्वपूर्ण अंग खराब हो जाए तो पूरे शरीर की रासायनिक और पाचन क्रियाएँ बिगड़ जाती हैं। इस अंग में शरीर के लिए अत्यंत उपयोगी रसायन एवं अन्य तत्त्वों का निर्माण निरंतर होता रहता है, जिनमें सबसे महत्त्वपूर्ण है इसका शर्करा को एकत्र करके रखना। यकृत में शर्करा ग्लाइकोजन के रूप में एकत्र रहती है। जब रक्त में इस तत्त्व की कमी हो जाती है तो शरीर की शक्ति को बनाए रखने के लिए यकृत इसका प्रवाह रक्त में कर देता है। यकृत संबंधी होनेवाले रोगों की सूची काफी लंबी है, इसलिए उनकी चर्चा करना यहाँ संभव न होगा।

धमनी काठिन्य

हृदय की नाड़ियाँ लचीली होती हैं, ताकि रक्त-प्रवाह के दौरान वे फैल व

सिकुड़ सकें और यह क्रम अबाध गति से चलता रहे। मोटापे के कारण रक्त में वसा की मात्रा बढ़ जाने से नाड़ियों में इसका जमाव होना शुरू हो जाता है। जैसे-जैसे समय बीतता जाता है और लक्षण पुराना होता जाता है, खून ले जानेवाली नाड़ियों में वसा का जमाव बढ़ता जाता है और उनका मार्ग सँकरा होने लगता है, जिससे नाड़ियों में लचीलापन कम हो जाता है और कड़ापन आ जाता है। यही धमनी काठिन्य की स्थिति है। मधुमेह होने पर यह स्थिति बदतर हो जाती है। भोजन में वसा की मात्रा कम करके इस स्थिति पर नियंत्रण किया जा सकता है।

जोड़ों और अंगों का दर्द

चाहे हृदय रोग हो या मधुमेह, कमरदर्द हो या जोड़ों अथवा अंगों में दर्द, डॉक्टर इन सभी अवस्थाओं में शरीर का वजन कम करने की सलाह देते हैं। कारण, क्षमता से अधिक भार को वहन करना शरीर के लिए कठिन होता है। यदि बढ़ा हुआ वजन एक सीमा पर आकर रुक जाए और लगातार न बढ़ता हो तो शरीर बढ़े हुए वजन से प्राय: समझौता कर लेता है।

बाँहों और कंधों का वजन तो व्यायाम द्वारा और भोजन पर नियंत्रण या किसी अन्य उपाय से आसानी से घट जाता है; परंतु कमर, कूल्हों और टाँगों पर बढ़ना शुरू हो जाता है। जिनका वजन बढ़ता है और घटता नहीं, उनके पूरे शरीर में वेदना होने लगती है। जब वे चलते हैं तो सारा बोझ घुटनों और पाँवों पर पड़ता है, जिससे घुटनों और पाँवों में दर्द होने लगता है और चलने-फिरने में कठिनाई होती है। कमर, पेट और कूल्हों में वजन बढ़ने से इन अंगों का लचीलापन धीरे-धीरे कम होने लगता है। महिलाओं में प्रसव के बाद पेट, कमर और कूल्हों पर वजन बढ़ना साधारण बात है; किंतु उचित व्यायाम से इन अंगों का अतिरिक्त वजन कम करना संभव है।

घुटनों में दर्द, मोड़ने में कठिनाई, पाँवों में सूजन, संधियों में कड़ापन और अंत में रोग पुराना होने की हालत में अस्थियाँ टेढ़ी होने लगती हैं और रोजाना के सामान्य काम करने में भी कठिनाई होने लगती है। उचित इलाज समय पर न होने के कारण रोगी का चलना-फिरना भी रुक जाता है। इस प्रकार मोटापा ऐसे ही कई रोगों का कारण बन जाता है।

जिनकी गरदन के इर्द-गिर्द मांस जमा हो जाता है उन्हें गरदन मोड़ने, उठाने, नीचे-ऊपर करने में कठिनाई होती है और सर्वाइकल स्पॉण्डिलाइसिस नामक रोग हो जाता है। बाँहें और कंधे मोटे होने पर कंधे, कोहनी, हाथ आदि में वेदना हो जाती है। संक्षेप में, मोटापा पूरे शरीर को जड़, वेदनायुक्त और कड़ा कर देता है। अत:

यदि इन रोगों से बचाव करना है तो शरीर के प्रत्येक अंग और जोड़ से वजन कम करना प्रथम वरीयता है।

श्वास के रोग

साँस का दिल की कार्य-शैली से सीधा संबंध है। यदि दिल से रक्त फेफड़ों को न पहुँचे तो फेफड़ों का सिकुड़ना और फैलना कम हो जाता है। साँस द्वारा ही हमारे शरीर में प्राणशक्ति का संचार होता है, अतः प्राण पर ही सारा शरीर निर्भर है।

जिन लोगों को मोटापा अधिक होता है उन्हें साँस लेने में कठिनाई होती है। सामान्य से जरा भी तेज गति पर चलने से उनकी साँस फूलने या टूटने लगती है, अर्थात् साँस लेने की सामान्य क्रिया में बाधा उत्पन्न होती है। अधिक तेज चलने, सीढ़ियाँ चढ़ने, दौड़कर बस या गाड़ी पकड़ने, तेज बोलने, वजन उठाने से भी साँस फूलने लगती है, शरीर में पीड़ा होने लगती है और थोड़े से भी श्रम के बाद आराम करने को मन करता है। खाँसी, दमा, दमकशी, साँस की असामान्य गति, छाती में दर्द, हृदय की तेज गति, गले का रुँधना आदि लक्षणों को शरीर के मोटापे से प्रायः जोड़ा जाता है। श्वास का कोई भी रोग या लक्षण हो, उसका सीधा संबंध हृदय से स्वतः जुड़ जाता है। अतः यदि हृदय और फेफड़ों की क्रिया सामान्य रखनी है तो शरीर का वजन कम करें, अन्यथा स्वास्थ्य ठीक न रह पाएगा। प्राणायाम और कुछ यौगिक क्रियाओं के निरंतर अभ्यास से दोनों महत्त्वपूर्ण अंगों की कार्य-प्रणालियों को सामान्य और स्वस्थ रखना संभव है।

मानसिक रोग

मन और शरीर का घनिष्ठ संबंध है, अतः एक की रुग्णता का दूसरे पर प्रभाव पड़ना स्वाभाविक है। कहा गया है कि 'जैसा मन वैसा तन' और 'स्वस्थ शरीर में ही स्वस्थ मन का वास होता है।' निष्कर्ष के रूप में कह सकते हैं कि संपूर्ण स्वास्थ्य के लिए मन और शरीर, दोनों का स्वस्थ होना एक आवश्यक शर्त है। मोटापा व्यक्ति में हीनभावना, समाज से विरक्ति, सामाजिक और वैयक्तिक आयोजनों में भाग लेने में हिचकिचाहट, चिंता, भय, खेल आदि में भाग न लेना, घर में ही सिमटकर अकेले बैठे रहना, रोजाना के कामों को भी अनमने भाव से करना या रुचि न लेना, परिवार और मित्रों से अलग रहना आदि ऐसे मानसिक लक्षण हैं जिन्हें 'Schizophrenia' की संज्ञा दी गई है। इन्हें मानसिक रोग न कहकर मानसिक रोगों का लक्षण कहना अधिक उपयुक्त होगा।

जो अधिक मोटे होते हैं उनका स्वभाव भी चिड़चिड़ा और खीझ भरा हो

जाता है या वे अधिक अंतर्मुखी हो जाने से अपनी बात या समस्या के बारे में किसी से नहीं कहते और मन-ही-मन कुढ़ते रहते हैं, अपने भावों को दबाते रहते हैं। इससे उनमें एकाकीपन की भावना पनपने लगती है। परिणामस्वरूप वे परिवार, मित्रों और समाज से कटकर अलग-थलग पड़ जाते हैं।

ऊपर लिखे गए कारणों से अनेक मानसिक रोगों के लक्षण जन्म लेते हैं, जिनका इनके शरीर पर विपरीत प्रभाव पड़ता है। वे शारीरिक श्रम से जी चुराने लगते हैं, घर से बाहर जाना बंद कर देते हैं, खाली बैठे-बैठे अपने को अकर्मण्य बना लेते हैं। अकर्मण्यता की स्थिति में उनका रोजाना का काम, दफ्तर या व्यापार में काम करने की क्षमता घट जाती है तथा शरीर का वजन और ज्यादा बढ़ने लगता है। ये लोग हीनभावना के कारण किसी डॉक्टर के पास जाने में भी आनाकानी करते हैं और यदि चले भी जाते हैं या जबरन ले जाए जाते हैं तो अपनी समस्या और मन की बात खुलकर नहीं बताते या तथ्यों को जान-बूझकर छिपा लेते हैं। ऐसी घुटन में व्यक्तिगत समस्याएँ अनसुलझी ही रह जाती हैं और रोग का उपचार सही ढंग से नहीं हो पाता।

जो लोग मोटे हैं उन्हें सकारात्मक दृष्टिकोण अपनाना चाहिए; अपने दैनिक कार्य, परिवार की समस्याओं और अपनी समस्याओं की ओर ध्यान देकर कोई उचित हल ढूँढ़ना चाहिए, सामाजिक संपर्क बढ़ाकर अपने को व्यस्त रखना चाहिए, शारीरिक श्रम करके वजन को घटाना चाहिए, किसी विशेषज्ञ से सलाह कर संतुलित और पौष्टिक भोजन लेना चाहिए। योग से अपने मन की वृत्तियों पर नियंत्रण करने का प्रयत्न करना चाहिए। यदि उन्हें बाहर जाने में कोई कठिनाई है तो घर के अंदर ही हलका व्यायाम करना चाहिए और इस प्रकार मन एवं शरीर को स्वस्थ रखने का प्रयत्न करना चाहिए। अकर्मण्य और घुटन भरी मानसिकता से बाहर निकलकर स्वस्थ और क्रियाशील जीवन-शैली अपनानी चाहिए।

□

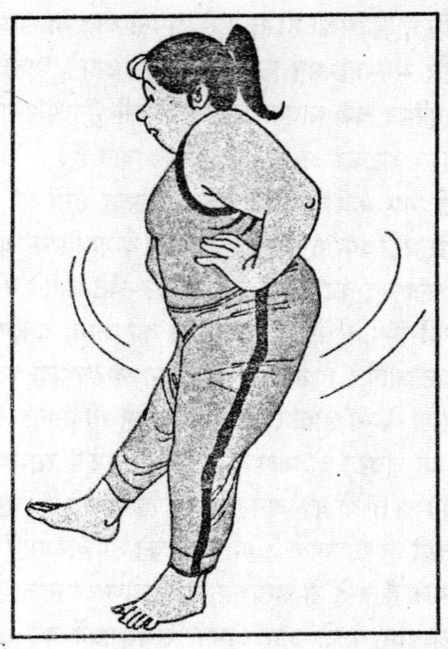

5

मोटापे पर नियंत्रण पाने के कुछ उपाय

आगे कुछ ऐसे उपायों पर विचार किया जाएगा जिनका किसी चिकित्सा पद्धति से प्रत्यक्ष संबंध होता है। इनमें से प्रमुख उपाय निम्नलिखित हैं—

1. कैलोरी पर आधारित भोजन
2. व्रत एवं उपवास
3. शारीरिक व्यायाम
4. मालिश और धूप-स्नान
5. साइकिलिंग, जॉगिंग, एयरोबिक्स, तैराकी, सैर, दौड़।

कैलोरी पर आधारित भोजन

प्रत्येक व्यक्ति को रोजाना कितनी कैलोरी का भोजन लेना पर्याप्त होगा, इसका निर्णय आहार विशेषज्ञ या डॉक्टर की सलाह से करना ही उचित होगा। यदि

किसी भोज्य पदार्थ से मन ऊब जाए तो प्रत्येक ऐसे पदार्थ के पर्याय भी हैं, जिन्हें आसानी से स्थानापन्न किया जा सकता है। लेकिन इस विषय में भी आहार विशेषज्ञ या डॉक्टर से निर्देश प्राप्त करें, परंतु अपने आप कोई एकपक्षीय निर्णय कभी न लें।

संबद्ध विशेषज्ञों ने कार्य और आयु के आधार पर प्रत्येक व्यक्ति के लिए चौबीस घंटे में ली जानेवाली कैलोरी-शक्ति के विषय में नीचे लिखी अनुशंसाएँ की हैं—

आयु	आवश्यक कैलोरी
10 वर्ष से छोटे बच्चों के लिए	1000–1200
विकासशील बच्चों के लिए (18 वर्ष तक)	1400–1600
विकसित युवकों के लिए (18 वर्ष के बाद)	1800–2000
कारखानों में काम करनेवाले श्रमिकों के लिए (आयु वर्ग 30-40 वर्ष)	1600–1800
सेवानिवृत्त व्यक्ति के लिए (60 वर्ष से ऊपर)	1400–1500
मजदूर (जो खेतों / सड़कों पर काम करते हैं)	2000–2500
एथलीट, टेनिस खिलाड़ी, लकड़ी काटनेवाले	3000–3500

पश्चिमी देशों में विभिन्न वर्गों/व्यक्तियों के लिए दूसरे मानदंड निर्धारित किए गए हैं; जैसे—

औद्योगिक देशों में कामगार पुरुष	2700
पुरुष, जिन्हें भारी काम करना पड़ता है	3500
विकासशील देश के किसान, जो खेती संबंधी कार्य करते हैं	2800
अस्पताल में भरती पुरुष रोगी (औद्योगिक देशों में) जिन्हें बुखार न हो	2000
अस्पताल में भरती (औद्योगिक देशों में) महिलाएँ, जिन्हें बुखार न हो	1600
औद्योगिक देशों की स्वस्थ महिलाएँ	2000
विकासशील देशों में ग्रामीण महिलाएँ	2500
बच्चे	2500

नोट : *जो लोग मोटे हैं, बैठे रहते हैं, शारीरिक श्रम नहीं करते उन्हें अपेक्षाकृत निम्न*

कैलोरी का आहार लेना चाहिए। खिलाड़ियों, कड़ा शारीरिक श्रम करनेवाले मजदूरों को शक्ति-व्यय के अनुपात में ही कम या अधिक कैलोरी का आहार लेना चाहिए। गर्भवती और स्तनपान करानेवाली माताओं को भी सामान्य से 25-50 प्रतिशत अधिक कैलोरी का आहार लेना चाहिए। स्वस्थ और रोगी व्यक्ति को अपने श्रम के अनुसार ही उचित कैलोरी का भोजन करना चाहिए।

साधारणतया आहार विशेषज्ञों ने कुछ मानदंड निर्धारित किए हैं कि कितने वजन और श्रम के अनुसार / अनुपात में प्रति किलो शरीर-भार के आधार पर कितनी कैलोरी का आहार लेना चाहिए। इसे हम यहाँ दे रहे हैं।

व्यक्ति के शरीर-भार का वर्गीकरण	बैठकर काम करनेवाले	मध्यम दर्जे का श्रम करनेवाले	भारी और कड़ा श्रम करनेवाले
कम भार के व्यक्ति	35	40	45
सामान्य भार के व्यक्ति	30	35	40
अधिक भार के व्यक्ति	20	25	30

उदाहरण के लिए—एक व्यक्ति का शारीरिक भार 50 कि.ग्रा. है, यदि उसी को तीनों प्रकार के श्रम करने पड़ें तो उसे क्रमशः 1750, 2000 और 2250 कैलोरी का भोजन लेना पर्याप्त होगा। इसी प्रकार अन्य वर्गों की कैलोरी की गणना भी की जा सकती है। कैलोरी पर आधारित आहार का विभाजन 1000, 1500, 1800, 2000 व 2500 कैलोरी में किया गया है। पहले हम पूरे दिन में लिये जानेवाले समग्र आहार का उल्लेख करेंगे, उसके बाद पूरी मात्रा को नाश्ता, दोपहर के भोजन, शाम की चाय और रात के भोजन में कैसे उसे विभाजित करना है, इसका ब्योरा देंगे। प्रत्येक खाद्यान्न में कितनी मात्रा कार्बोहाइड्रेट, प्रोटीन, वसा की है और प्रत्येक से कितनी कैलोरी प्राप्त होगी, यह जानकारी भी दी गई है, ताकि दुविधा के लिए कोई स्थान न रहे।

1000 कैलोरी की आहार-तालिका (पूरी मात्रा)

खाद्य पदार्थ	मात्रा (ग्राम में)	कार्बो. प्रतिशत	प्रोटीन प्रतिशत	वसा	प्राप्त कैलोरी
गेहूँ का आटा	180	55.6	9.7	1.3	273
डबल रोटी	25	13.0	1.9	—	61
सब्जी	400	19.3	8.0	0.8	116
गाय का दूध	300	13.2	9.6	12.3	201
पनीर	35	0.9	6.7	7.2	90
फल/अंडा अंडा–	1				
या नारंगी–	1½	14.8	1.3	0.5	64
नमकीन बिस्कुट	15	8.0	1.0	0.4	40
मक्खन / घी या तेल	5	—	—	5.0	45
कुल योग	145.8	46.8	28.1	1014	
प्रतिशत	58	18	24	—	

1500 कैलोरी पर आधारित आहार-तालिका (पूरी मात्रा)

खाद्य पदार्थ	मात्रा	कार्बो.	प्रोटीन	वसा	कैलोरी
आटा	150	104.0	18.1	2.5	511
डबल रोटी	50	26.0	3.8	0.4	122
सब्जी	400	19.3	8.0	0.8	116
दाल	50	30,0	12.2	0.6	176
मक्खन/घी/तेल	15	—	—	15.0	135
गाय का दूध	350	15.4	11.2	14.4	234
पनीर	35	0.9	6.7	7.2	90
फल	1 या 1½	14.8	1.3	0.5	64
नमकीन बिस्कुट	20 या तीन	12.0	1.5	0.6	60
कुल योग	—	222.4	62.8	42.0	1508
प्रतिशत	—	59	16	26	—

1800 कैलोरी पर आधारित भोजन-तालिका (पूरी मात्रा)

गाय का दूध	1225	53.9	39.2	47.2	820
आटा	140	97.0	17.0	1.7	477
दालें	30	18.0	8.5	0.3	102
सब्जियाँ	300	18.4.	6.0	0.6	102
फल	435	46.5	4.5	1.5	210
अंडा	1	—	6.6	6.6	86
कुल योग	—	233.8	81.9	58.2	1797

2000 कैलोरी पर आधारित भोजन-तालिका (कुल योग)

आटा	225	156.1	27.3	3.8	767
डबल रोटी	75	39.1	5.7	0.6	183
सब्जियाँ	400	19.3	8.0	0.8	116
दालें	50	30.3	12.2	0.6	176
गाय का दूध	400	.17.6	12.8	16.4	268
पनीर	35	0.9	6.7	7.2	90
मक्खन/घी/तेल	30	—	—	29.2	261
फल	1 या 1½	14.8	1.3	0.5	64
नमकीन बिस्कुट	28 ग्राम या 4	16.0	2.0	0.8	80
कुल योग	—	293.7	76.0	58.7	2005

2500 कैलोरी पर आधारित भोजन-तालिका (कुल योग)

आटा	275	188.9	33.4	4.5	937
डबल रोटी	100	52.9	7.6	0.8	244
सब्जियाँ	500	23.0	10.0	1.0	145
दालें	50	30.0	12.2	0.6	176
गाय का दूध	500	22.0	16.0	20.5	335
पनीर	70	1.8	13.4	14.4	180
मक्खन/घी/तेल	30	—	—	29.0	261
फल	2	29.6	2.6	1.0	128
नमकीन बिस्कुट	35 ग्रा. या 3 बिस्कुट	20.0	2.4.	1.0	100
कुल योग	—	366.2	97.6	71.2	2506

पूरे दिन के आहार का विभाजन

1000 कैलोरी पर आधारित दैनिक आहार का उप-विभाजन

भोजन का समय	मात्रा	कार्बो.	प्रोटीन	वसा	कैलोरी
सुबह का नाश्ता					
दूध	150	6.6	4.8	6.1	100
डबल रोटी	25	13.0	1.0	—	61
दोपहर का भोजन					
आटा	40	27.8	4.8	0.7	136
सब्जी	200	9.6	4.0	0.4	58
फल	35	21.0	8.6	0.4	124
दही	100	4.4	3.2	4.1	67
शाम की चाय					
दूधवाली चाय	50	2.2	1.6	2.0	33
नमकीन बिस्कुट	2	8.0	1.0	0.4	40

रात का भोजन					
आटा	40	27.8	4.8	0.7	136
सब्जी	200	9.6	4.0	0.4	58
पनीर	35	0.9	6.7	7.2	90
वसा	5	—	—	—	45
कुल योग	—	—	—	—	1058

1500 कैलोरी पर आधारित दैनिक आहार का उप-विभाजन

सुबह का नाश्ता					
दूध	150	6.6	4.8	6.1.	100
डबल रोटी	50	26.0	3.8	0.4	122
मक्खन	5	—	—	4.0	36
फल	1	14.8	1.3	0.5	64
दोपहर का भोजन					
आटा	75	52.8	9.0	1.2	256
सब्जी	200	9.6	4.0	0.4	58
दाल	25	15.0	6.1	0.3	88
दही	100	4.4	3.2	4.1	67
घी	5	—	—	5.0	45
शाम की चाय					
दूधवाली चाय	100	4.4	3.2	4.1	67
नमकीन बिस्कुट	3	12.0	1.5	0.6	60
रात का भोजन					
आटा	75	52.0	9.0	1.2	255
सब्जी	200	9.6	4.0	0.4	58
पनीर	35	0.9	6.7	7.2	90
दालें	25	15.0	6.1	0.3	88
घी	5	—	—	5.05	45
कुल योग	—	—	—	—	1499

2000 कैलोरी पर आधारित दैनिक आहार का उप-विभाजन

सुबह का नाश्ता					
दूध	150	6.6	4.8	6.1	100
डबल रोटी	3 पीस	39.0	5.7	0.6	183
मक्खन	8	—	—	7.0	63
फल	1	14.8	1.3	0.5	64
दोपहर का भोजन					
आटा	125	85.7	15.1	2.1	426
सब्जी	200	9.6	4.0	0.4	58
दाल	25	15.0	6.1	0.3	88
दही	100	4.4	3.2	4.1	67
घी	11	—	—	—	99
शाम की चाय					
दूधवाली चाय	50	2.2	1.6	2.0	33
नमकीन बिस्कुट चार	28	16.0	2.0	0.8	80
रात का भोजन					
आटा	100	69.4	12.1	1.7	341
सब्जी	200	9.6	4.0	0.4	58
दाल	25	15.0	6.1	0.3	88
पनीर	35	0.9	6.7	7.2	60
घी	11	—	—	11.0	99
कुल योग	—	—	—	—	2037

2500 कैलोरी पर आधारित दैनिक आहार का उप-विभाजन

सुबह का नाश्ता					
दूध	150	6.6	4.8	6.1	100
डबल रोटी	100	52.0	7.6	0.8	244
मक्खन	10	—	—	—	81
फल	1	14.8	1.3	0.5	64

दोपहर का भोजन					
आटा	150	100.0	18.1	2.5	511
सब्जी	250	12.0	5.0	0.5	73
दाल	25	15.0	6.1	0.3	88
फल	1	4.4	3.2	4.1	67
घी	10	—	—	—	90
शाम की चाय					
दूधवाली चाय	100	4.4	3.2	4.1	67
नमकीन बिस्कुट चार	35	20.0	2.5	1.0	100
रात का भोजन					
आटा	12.5	85.7	15.1	2.1	426
सब्जी	250	12.0	5.0	0.5	73
दाल	25	15.0	6.1	0.3	88
पनीर	70	1.8	13.4	14.4	180
घी	10	—	—	10.0	90
रात्रि को सोने से पहले					
दूध	150	6.6	4.8	6.1	100
कुल योग	—	—	—	—	2556

आहार में सम्मिलित खाद्यान्नों के विषय में कुछ आवश्यक मार्गदर्शक तथ्य

1. 'आटा' से तात्पर्य गेहूँ या चने के आटे से है, रिफाइंड थैली, बंद आटे या मैदा से नहीं। गेहूँ को चना या मक्का के आटे के साथ बदलकर भी प्रयुक्त किया जा सकता है।

2. 'दूध' से अभिप्राय गाय के दूध से है, न कि भैंस के दूध से।

3. 'घी' का मतलब देसी घी या मक्खन से है, न कि जमे हुए वनस्पति घी-डालडा या ऐसे ही किसी अन्य ब्रांड से।

4. 'फल' से तात्पर्य संगतरा, मौसमी, कीनू, अमरूद, नाशपाती, केला आदि से है, न कि उन फलों से, जिनमें मिठास अधिक होती है। अधिक शर्करायुक्त फलों (जैसे—आम, अंगूर, अंजीर, खजूर आदि) का प्रयोग मधुमेह और मोटापे से ग्रस्त

रोगियों के लिए वर्जित है। यदि ऐसे फल खाए जाएँ तो उसी अनुपात में अनाज की मात्रा कम कर दें।

मोटापा शरीर की एक विशेष दशा है। यह स्वतंत्र रूप से कोई रोग नहीं, अपितु कई कारण-समूहों का केवल परिणाम मात्र है। इसपर काबू पाने के लिए सबसे पहले संभावित कारणों को जानना जरूरी है और इस विषय पर पहले चर्चा भी की जा चुकी है। मोटापे का संबंध गलत और अनियमित खान-पान, दोषयुक्त जीवन-शैली, अवांछनीय आदतें, शारीरिक श्रम का अभाव, हीनभावना, व्यर्थ में समय का नाश, समाज और परिवार से विरक्ति, मोटापे को लाइलाज समझने की भूल, अधिक शराब, बीयर, वाइन, शैंपेन, मांस, मछली, घी, मक्खन, फास्ट-फूड, 'रेडी-टू-यूज भोजन', पिज्जा, हेमबर्गर आदि का प्रयोग—ये ऐसे कारण हैं जो बहुत कुछ हमारे वश में हैं, कुछ पर हमें दूसरों पर निर्भर रहना पड़ता है और कुछ कारणों पर हमारा कोई वश नहीं।

पहले बताया जा चुका है कि भोजन हमारे शरीर की वह आधारशिला है जिस पर हमारे शरीर का अस्तित्व निर्भर है। कल्पना करें, यदि एक दिन भोजन न किया जाए तो शरीर कैसा निष्प्राण-सा हो जाता है। यहाँ हम केवल भोज्य पदार्थों के प्रयोग द्वारा मोटापा कम करने के उपायों और साधनों की चर्चा करेंगे, अन्य पक्षों पर बाद में चर्चा की जाएगी।

व्रत-उपवास

व्रत एवं उपवास से संबंधित कुछ सूक्तियों और विचारों पर एक दृष्टि डालें—

> "जो लोग रोजाना व्रत रखते हैं, वे धन्य हैं। इससे उन्हें सभी महत्त्वपूर्ण ओषधियों का लाभ प्राप्त होता है, सभी रोगों की समाप्ति हो जाती है और जीवन सशक्त एवं बल-वीर्य से ओत-प्रोत हो जाता है।"
>
> *(—अनुशासनपर्व, महाभारत)*

> "यदि आप सुदृढ़ शरीर रखना चाहते हैं तो व्रत-उपवास और भ्रमण का सहारा लें। यदि स्वस्थ आत्मा चाहते हैं तो व्रत और आराधना का सहारा लें, क्योंकि भ्रमण से शरीर का विकास होता है, आराधना से आत्मा का विकास होता है; परंतु व्रत-उपवास से दोनों का ही विकास होता है।"

> "मूर्ख व्यक्ति तब तक खाता रहता है जब तक कि वह रोगी न हो

जाए। ऐसे व्यक्ति को तब तक उपवास रखना चाहिए जब तक वह पुनः स्वस्थ न हो जाए।''

''उपवास गलत खान-पान से हुई हानियों को दूर करने, शरीर को पुनः स्वस्थ करने, रोगों से दूर रहने का एक सरल, सुगम और प्रभावी उपाय है।''

हिंदू समाज में व्रत-उपवास को धर्म से जोड़ा गया है, जो कि एक सार्थक व्यवस्था है। हम जन्म से ही धर्म के नियम-पालन के अभ्यस्त होते हैं। इसीलिए धर्म और उससे जुड़ी प्रत्येक मान्यता / धारणा हमारे रक्त में रची-बसी है। जब व्रत एवं उपवास को धर्म का एक अभिन्न अंग मानकर रखा जाता है तो उसकी महत्ता और उपादेयता कई गुना बढ़ जाती है। व्रत एक दोधारा अस्त्र है। इससे मन के विकारों को तो दूर किया ही जाता है, शरीर से हानिकर तत्त्वों को निकालकर उसका शोधन भी किया जाता है। सप्ताह में सात दिन होते हैं, प्रत्येक वार (दिन) का एक ग्रह-स्वामी होता है और उस ग्रह-स्वामी का किसी-न-किसी देवी या देवता से संबंध होता है। प्रायः व्रत रखनेवाले लोग व्रत-समाप्ति से पहले अमुक दिन के अधिष्ठाता देवता या देवी की पूजा भी करते हैं। संक्षेप में, व्रत से आत्म-शुद्धि, आत्मोत्कर्ष, शरीर-शोधन, इष्ट-पूजन आदि लाभ प्राप्त होते हैं। परंतु यहाँ हम व्रत तक ही अपने विषय को सीमित रखेंगे।

व्रत दो प्रकार से रखा जा सकता है—एक आंशिक रूप से, दूसरा संपूर्ण रूप से। पहली अवस्था में कुछ या एक खाद्य पदार्थ का त्याग किया जाता है अथवा फिर एक समय का भोजन त्याग दिया जाता है। दूसरी अवस्था में सुबह से शाम तक बिना अन्न-जल के रहकर उपवास किया जाता है।

मोटापे की अवस्था में उपवास रखने का अपना ही महत्त्व है। सबसे पहले आहार विशेषज्ञ से परामर्श करके उन खाद्य वस्तुओं के बारे में जानकारी लें जिनका सेवन मोटापे में वर्जित है। ऐसे पदार्थों को अपने भोजन में से सदा के लिए त्यागना ही श्रेयस्कर है। मोटापे में भूख प्रायः बहुत लगती है, इसलिए स्थूलकाय व्यक्ति अधिक मात्रा में और बार-बार खाते रहते हैं, जिससे उनकी पाचन-क्रिया बिगड़ जाती है और पाचन संबंधी रोग उन्हें घेर लेते हैं। इस स्थिति से बचने के लिए व्रत रखा जाता है, ताकि गलत और ज्यादा खाने का सही इलाज किया जा सके।

जिनका शरीर का वजन ज्यादा होता है, उनमें से अधिकांश को मधुमेह का रोग हो जाया करता है। इसलिए जिन-जिन खाद्य पदार्थों को न खाने या कम खाने की सलाह दी जाती है वे दोनों रोगों में प्रायः एक जैसे ही हैं। इसलिए यदि मोटापा

कम करने के लिए भोजन पर नियंत्रण किया जाता है तो मधुमेह रोग में भी कमी आएगी और मधुमेह के लिए भोजन पर नियंत्रण करने के लिए कहा जाता है तो मोटापा भी कम हो जाएगा। सारांश में भोजन पर नियंत्रण करने में दोनों रोगों में लाभ होता है।

किन अवस्थाओं में उपवास न रखा जाए

1. किसी भी बीमारी में उपवास न करें।
2. जब शरीर में शर्करा की मात्रा कम हो जाए।
3. पतले दस्त बार-बार आ रहे हों।
4. श्‍वास रोग, छाती में बलगम जमने, श्रम करने पर श्‍वास फूल जाना।
5. हृदय रोग में, विशेषत: यदि रक्त का दबाव सामान्य से कम या अधिक हो।
6. शारीरिक श्रम अधिक करना पड़ता हो और उसके अनुपात में या आवश्यकतानुसार भोजन न किया हो या उपलब्ध न हो।
7. जब अंत:स्रावी ग्रंथियों की कार्यशीलता सामान्य न हो।
8. महिलाओं में मासिक स्राव हो और स्तनपान भी कराती हों या उनका रज:स्राव समाप्त होने को हो।
9. गुरदों में कोई रोग हो या किसी कारण उनकी कार्य-प्रणाली दोषयुक्त हो।
10. वृद्ध व्यक्ति, जिनका शरीर कमजोर हो या वे किसी रोग से ग्रस्त हों।
11. कोई गंभीर रोग हो, उसका हृदय या मस्तिष्क से संबंध हो और इलाज भी चल रहा हो।
12. ऐसा कोई खाद्य पदार्थ न लें, जिससे मोटापा बढ़ता हो या बढ़ने की आशंका हो।

त्याज्य भोज्य पदार्थ

1. मैदा, पॉलिश किए हुए चावल, बिना छिलकेवाले अनाजों का तैयार आटा।
2. देसी घी, मक्खन, अन्य प्रकार की वसा।
3. सफेद चीनी, गुड़, शक्कर। यदि प्रयोग करना ही हो तो देसी खाँड़ का सीमित मात्रा में कभी-कभी प्रयोग किया जा सकता है।
4. गन्ने का रस, गंडेरी, आम, अंगूर, शरीफा, दाख।
5. मांस, मछली, अंडा, लाल मिर्च, सभी प्रकार की शराब और बीयर, पान-मसाला, धूमपान और तंबाकू तथा तंबाकू के उत्पाद। अरवी, भिंडी,

पालक, आलू और लेसयुक्त पदार्थ, किशमिश, अंजीर, चीकू, केला आदि।

6. मलाईवाला दूध, सभी मीठे ठंडे पेय, चाय, कॉफी, शरबत, मुरब्बे आदि।
7. सभी प्रकार की मिठाइयाँ खाना तुरंत बंद कर दें।

ग्राह्य खाद्य पदार्थ

1. गेहूँ का आटा, दलिया, साबूदाना, हाथ के कुटे चावल, चिउड़ा, चने का आटा।
2. छाछ, मट्ठा, गाय का दूध, सप्रेटा दूध और इसका दही।
3. मौसमी, कीनू, संतरा, पपीता, सेब, अमरूद, नाशपाती, लोकाट, लीची।
4. सोया, चंद्रमुखी के तेल, थोड़ी मात्रा में सरसों का तेल।
5. धनिया, पुदीना, अदरक, लहसुन, प्याज, सलाद, हरी और पत्तेदार साग-सब्जियाँ, तोरई, घिया।
6. खीरा, ककड़ी, गाजर, शलजम, मूली।
7. रसोई में प्रायः इस्तेमाल होनेवाला गरम मसाला।
8. नीबू-पानी, ढाब का पानी, सत्तू।

उपवास रखनेवालों के लिए साधारण नियम

1. व्रत या उपवास का अर्थ शरीर को आराम देना तथा विषाक्त, विजातीय और हानिकर तत्त्वों को शरीर से बाहर निकालना है, न कि जिह्वा के स्वाद के वशीभूत होकर पेट को ठूस-ठूसकर भरना।

2. केवल वे ही फल, साग-सब्जियाँ और अनाज उपयोग में लाएँ जो किसी मौसम विशेष में ही पैदा होते हैं, न कि बेमौसमी खाद्य पदार्थ जो कोल्ड स्टोरेज में रखे रहते हैं और पोषक तत्त्वों व ताजगी से रहित होते हैं।

3. उपवासवाले दिन प्रतिदिन खाए जानेवाले एक खाद्य पदार्थ का त्याग करें, जैसे—नमक, मीठा, खटाई, कोई फल या सब्जी। प्रयत्न करें कि खाने की वही वस्तु छोड़ें जो आपको सबसे प्रिय हो और जिसके बिना आप रह न सकते हों।

4. भोजन तभी करें जब मन शांत व तनाव-रहित हो, शरीर नीरोग हो। कभी जल्दबाजी में भोजन न करें, बल्कि शांतचित्त होकर ही भोजन करें।

5. रोग की अवस्था में कभी भी उपवास न रखें। इससे लाभ की जगह हानि ही होगी।

6. यात्रा के दौरान उपवास न करें, क्योंकि संभव है, आपको किसी कारण

अधिक देर भूखा रहना पड़ जाए और शरीर में शर्करा की मात्रा कम हो जाए।

7. भोजन को भली प्रकार धीरे-धीरे चबाकर ही खाएँ, उसे कभी निगलें नहीं। धीरे-धीरे चबाकर खाने से भोजन बारीक हो जाता है और उसमें लार का समावेश भी बराबर होता रहता है। इससे आपके पाचन-तंत्र पर बोझ भी नहीं पड़ेगा और भोजन शीघ्र हजम हो जाने से पेट में वायु, वायुगोला, खट्टी, कड़वी और कसैली डकार, दर्द आदि की शिकायत भी नहीं होगी।

8. भोजन करने के बाद न लेटें, न ही सोएँ, अपितु 15-20 मिनट तक टहलें। संभव हो तो सोने से पहले एक गिलास कुनकुना दूध पी लें।

9. फल कभी भोजन के साथ न लें, कारण कि फलों और भोजन के पाचन के समय में काफी अंतर होता है। कुछ लोग फलों का रस भोजन के साथ, उससे जरा पहले या तुरंत बाद में पी लेते हैं, जो कि ठीक नहीं है। यदि फल या फलों का रस लेना ही है तो भोजन करने से एक-दो घंटे पहले लें। ऐसा करने से भूख जाग्रत् होगी और भोजन शीघ्रता से पच भी जाएगा।

10. उपवास के दौरान गरमी के दिनों में नीबू का रस मिले एक गिलास पानी में एक चम्मच शहद मिलाकर दो-तीन बार लें, ताकि प्यास कम लगे और शरीर का बल भी बना रहे।

11. क्रोध, उत्तेजना, आवेश, मानसिक तनाव, रोग आदि की अवस्था में उपवास या व्रत न रखें।

12. वृद्धों और गर्भवती महिलाओं को व्रत या उपवास नहीं रखना चाहिए।

13. सदा भूख से कम ही खाएँ और उतना ही खाएँ जितने से भूख शांत हो जाए।

14. पानी अधिक-से-अधिक पीएँ, ताकि शौच, मूत्र और पसीना द्वारा शरीर से विषाक्त तत्त्व बाहर निकलते रहें।

मोटापे की अवस्था में त्याज्य या कम प्रयोग करने योग्य भोज्य व पेय पदार्थ

आगे ऐसे पदार्थों की सूची दी जा रही है जिनमें कैलोरी, कार्बोहाइड्रेट और वसा की मात्रा अधिक पाई जाती है। ऐसे खाद्यान्नों व पेय पदार्थों का प्रयोग न ही किया जाए तो बेहतर होगा। यदि कभी मन चाहे तो इनका प्रयोग सीमित मात्रा में ही करें। आपको पूरे दिन के भोजन में कुल मात्रा लेने की जो आहार विशेषज्ञ ने सलाह दी है, उसके कुल योग में से ऐसे पदार्थों की कैलोरी कम करने के बाद उतनी ही कम मात्रा का भोजन करें, ताकि दोनों श्रेणियों के भोज्य पदार्थों का कुल योग उतना ही रहे

जितने की सिफारिश की गई है, अर्थात् भोजन में कैलोरी संख्या का संतुलन बना रहे।

ऊपर लिखी बातें पेय, खाद्यान्न, फल, सब्जी आदि पर भी पूरी तरह लागू होती हैं। अर्थात् पूरे दिन के भोजन की समग्र कैलोरी संख्या बताई गई सीमा के भीतर ही रहनी चाहिए। इस सूची में सारी वस्तुएँ त्याज्य नहीं, अपितु कुछ का प्रयोग कभी-कभी और कुछ का प्रयोग कभी नहीं करना ही उचित है। किस व्यक्ति के लिए क्या हानिकर है या क्या लाभप्रद है, इसका निर्णय रोगी स्वविवेक या अपने डॉक्टर / आहार विशेषज्ञ से परामर्श करने के बाद सुनिश्चित कर सकते हैं।

खाद्य पदार्थ	कैलोरी	वसा (ग्राम में)	वजन (ग्राम में)	कोलेस्टेरॉल (मि.ग्रा. में)
बेकन 25 ग्राम, 1 स्लाइस	95	2.8	9.0	3.0
सफेद डबल रोटी (40 ग्राम)	98	—	0.3	—
मीठा बंद-2 पीस (70 ग्राम)	220	8.0	13.1	19.5
कॉर्नफ्लेक्स 1 प्याला, दूध चीनी के बिना	95	—	—	—
मसाला दोसा मक्खन में तला (200 ग्राम)	400	9.0	25.0	42.0
दोसा सादा (50 ग्राम)	200	7.0	10.0	—
अंडा सफेद भाग (17 ग्राम)	15	—	—	—
अंडा पीला भाग (33 ग्राम)	62	1.7	6.6	24.8
अंडा उबला (50 ग्राम)	87	1.7	6.6	248
आमलेट तला, स्क्रैबल्ड (15 ग्राम घी में तला)	200	16.1	18.7	290
फिंगर चिप्स (150 ग्राम)	465	21.0	30.2	—
भूना हुआ हैम	245	10.4	25.0	25.0
इडली-साँभर (120 ग्राम)	250	1.0	5.0	—
बिना मलाई का दूध (एक कप)	74	—	0.2	0.4
दूध (एक कप)	150	4.8	8.1	22.0
पराँठा सादा (50 ग्राम)	250	7.0	10.0	25.0
पराँठा तला (70 ग्राम)	300	7.0	12.5	28.0

टोमेटो ऑमलेट (60 ग्राम, 1 पीस)	250	7.0	12.0	—
उत्तपम प्याजवाला (75 ग्राम)	275	7.0	10.8	—
उपमा (150 ग्राम)	235	3.5	8.0	—

★★★

मटन कटलेट (200 ग्राम)	480	18.5	28.0	95.0
वेजिटेबल कटलेट (200 ग्राम)	450	17.5	25.0	—
कचौड़ी (150 ग्राम)	400	14.0	20.0	—
फरसन / चिउड़ा (200 ग्राम)	230	10.5	15.0	—
पनीर पकौड़ा (50 ग्राम)	275	15.2	22.0	20.0
पिज्जा / मांस का (225 ग्राम)	400	14.5	20.0	75.0
पिज्जा / वेजि. पनीर (200 ग्राम)	325	11.7	15.0	32.5
आलू वड़ा (150 ग्राम)	470	14.0	20.00	—
पूरी-भाजी (250 ग्राम)	685	27.0	42.00	—
समोसा (150 ग्राम)	500	14.0	20.00	—
भुजिया, प्याज की (150 ग्राम)	395	17.5	27.6	—
गोभी पकौड़ा (150 ग्राम)	410	17.5	27.9	—
बादाम (100 ग्राम)	655	4.2	58.9	—
काजू (100 ग्राम)	596	9.3	46.9	—
पिस्ता (100 ग्राम)	680	7.8	57.8	—
अखरोट (100 ग्राम)	687	6.6	64.5	—
चिकन सूप (200 मि.ली.)	185	6.8	12.5	87.0
चिकन वेजि. सूप (200 मि.ली.)	162	4.4	8.7	73.0
कॉर्न सूप (मीठा)	120	1.7	7.0	248
दाल का सूप (200 मि.ली.)	137	2.2	4.2	14.0
हरी मटर का सूप (200 मि.ली.)	176	2.2	5.5	14.0
पालक का सूप (200 मि.ली.)	50	2.2	4.4	14.0
टमाटर का सूप (200 मि.ली.)	87	2.2	4.2	14.0
रशियन सलाद (100 मि.ली.)	545	18.1	50.00	289
अंकुरित दाल का सलाद (100 मि.ली.)	225	3.5	5.7	—

★★★

बैंगन भुरता (150 ग्राम)	150	7.0	10.5	—
चना मसाला (150 ग्राम)	240	7.0	10.0	—
चना दाल (150 ग्राम)	270	7.0	17.8	—
दम आलू (150 ग्राम)	254	10.8	15.7	1.6
मार्कोनी और टमाटर (150 ग्राम)	396	15.4	27.3	70.0
मिक्स वेजि. (150 ग्राम)	175	7.0	10.5	—
पालक-पनीर (150 ग्राम)	180	11.0	13.0	20.0
आलू-मटर (150 ग्राम)	235	7.0	10.0	—
पनीर टिक्का (150 ग्राम)	285	16.4	25.0	42.3
आलू की सब्जी (150 ग्राम)	165	7.0	11.2	—
दाल-भाजी (पालक, चना)	125	3.5	7.0	—
भरवाँ भिंडी	200	3.5	6.2	—
भरवाँ शिमला मिर्च	120	3.5	6.0	—
भरवाँ करेला	275	17.5	28.5	—
पत्तेदार सब्जी (100 ग्राम)	100	3.5	5.5	—
सब्जियाँ सिंकी हुईं (150 ग्राम)	395	6.7	22.5	5.3

★★★

ज्वार, बाजरा (90 ग्राम)	300	—	1.5	—
मटन बिरयानी (150 ग्राम)	255	11.5	16.5	—
चपाती-सादा (30 ग्राम)	150	2.3	5.5	—
तले चावल (150 ग्राम) (एक चम्मच घी में)	120	5.2	7.5	—
चपाती 5 ग्राम घी के साथ (30 ग्राम)	150	2.3	5.5	—
खिचड़ी (150 ग्राम)	190	3.5	10.00	—
नान (20 ग्राम)	225	2.1	3.4	—
पूरी 1 (20 ग्राम)	105	4.2	6.2	—
वेजि. पुलाव (100 ग्राम)	170	3.5	5.0	—
पके चावल (100 ग्राम)	100	—	—	—

कढ़ी (200 मि.ली.)	150	7.5	11.0	—
कोफ्ता-कढ़ी (200 मि.ली.)	225	10.0	15.0	—
राजमा (200 मि.ली.)	290	7.0	10.7	—
लौकी-दाल (200 मि.ली.)	150	7.0	11.5	—
अंडा-चावल (150 मि.ली.)	280	1.7	16.7	248
प्रॉन-पुलाव (150 मि.ली.)	510	7.3	32.5	150
(प्रति 150 ग्राम)				

★★★

बीफ चिकन	185	8.0	11.0	100
चिकन करी	175	7.1	10.4	70
चिकन बटर	305	11.4	21.0	160
चिकन चिल्ली	255	10.5	16.0	90
चिकन (मक्खन में तैयार)	440	15.0	25.5	217
चिकन पैट्टी (2 पीस)	335	14.0	20.4	45
अंडा करी	235	12.4	21.5	248
इलायची मटन	215	1.5	13.6	70
मछली (भुनी)	395	8.7	32.3	107
फिश करी	850	35.2	52.8	130
फिश-इन-कर्ड	505	14.5	40.5	82
फ्राइड फिश (50 ग्राम)	220	10.5	17.5	50
कीमा-मटर	240	8.5	13.6	70
मटन करी	185	8.0	12.7	95
मटन विंडालू	334	18.5	28.6	70
नरगिसी कबाब	360	17.0	29.3	301
मटन-मलाई भरा कोफ्ता	600	27.0	50.0	215
प्रॉन मलय करी	415	28.2	32.4	150
स्ट्यूड मटन	145	4.5	7.5	95
प्रॉन फ्राइड	273	14.1	21.0	150
केंकड़ा, पकाया हुआ (75 ग्राम)	155	—	10.5	70
समुद्री झींगा, पकाया हुआ (75 ग्राम)	155	—	10.5	70

छोटी झींगा मछली, पकी हुई (75 ग्राम)	165	—	12.0	70
★★★				
बेसन का लड्डू (50 ग्राम)	205	5.5	8.5	—
बूँदी का लड्डू (50 ग्राम)	210	5.2	8.5	—
इमरती (50 ग्राम)	295	10.5	16.0	—
केक-आइस्ड (55 ग्राम)	190	4.8	8.0	50.0
केक सादा (40 ग्राम)	118	1.0	2.5	30.0
कस्टर्ड सादा (200 ग्राम)	220	5.0	8.2	22.0
फ्रूट केक (40 ग्राम)	155	3.6	6.2	30.0
कस्टर्ड जैलीयुक्त (225 ग्राम)	230	5.0	8.2	22.0
फ्रूट सलाद (225 ग्राम)	250	5.0	8.4	22.0
गुलाब जामुन (60 ग्राम)	282	13.0	20.2	12.5
हलवा गाजर-घिया (200 ग्राम)	225	7.0	13.7	42.0
आइसक्रीम छोटा (100 ग्राम)	215	6.7	10.8	45.0
जलेबी (40 ग्राम)	280	10.5	16.0	—
चावल की खीर (200 ग्राम)	240	3.6	8.5	22.0
रसगुल्ला (40 ग्राम)	180	2.4	4.2	7.0
रावा लड्डू (50 ग्राम)	205	5.2	8.5	—
रसमलाई (150 ग्राम)	370	9.6	12.5	29.0
पुडिंग ब्रेड (150 ग्राम)	300	7.0	15.3	5.0
पुडिंग दूध (150 ग्राम)	280	7.0	14.8	58.0
पूरनपोली (60 ग्राम)	315	14.0	26.0	—
सेवइयाँ खीर (200 ग्राम)	240	3.6	8.5	22.0

उपर्युक्त विभिन्न खाद्य पदार्थों की विशद सूची और संबद्ध वजन, पोषक तत्त्व आदि इसलिए दिए गए हैं, ताकि शाकाहारी और मांसाहारी दोनों श्रेणियों द्वारा प्रयुक्त पदार्थों में से आवश्यकतानुसार चुनाव किया जा सके। मोटापे की अवस्था में अधिक कार्बोज, वसा एवं माँड़ की अधिकतावाले भोजन से परहेज करना चाहिए। प्रश्न है कि अनुशंसित आहार में केवल उन्हीं खाद्य पदार्थों का सेवन किया जाना चाहिए जिनका परहेज नहीं है और उनका कुल कैलोरी योग भी सामान्य परिमाण या मात्रा के अनुसार या उसके लगभग ही होना चाहिए। ऐसा कभी न करें कि जिन चीजों को

खाने की मनाही हो उन्हीं को खाकर कैलोरी की सीमा को पूरा किया जाए; क्योंकि महत्त्व इसका है कि आप क्या खाते हैं, इस बात का नहीं कि आपने कैलोरी की सीमा बनाए रखी है। वस्तुत: दोनों पक्षों में बराबर का संतुलन रखते हुए ही उचित भोजन किया जाना चाहिए। उदाहरण के लिए, अभक्ष्य या वर्जित खाद्य पदार्थों का सेवन करके भी आप कैलोरी की कमी पूरी कर सकते हैं, परंतु यह हानिकारक और आत्मघाती तरीका होगा, इसलिए विवेक से काम लें, अन्यथा आप अपने लिए समस्याएँ पैदा कर लेंगे।

अब तक आहार संबंधी अपेक्षित सीमित जानकारी दी गई है; परंतु किस खाद्य पदार्थ में किस-किस मात्रा में कैलोरी, कार्बोहाइड्रेट, प्रोटीन, वसा, नमी, विभिन्न विटामिन्स, खनिज आदि विद्यमान हैं, इस बारे में संपूर्ण आँकड़े पिछले पृष्ठों पर दिए हैं, कारण कि संपूर्ण संतुलित और पौष्टिक आहार वही होता है जिसमें सभी आवश्यक तत्त्वों का समावेश हो। इससे उचित खाद्य पदार्थ का चुनाव करने में भी सहायता मिलेगी और ज्ञान-वृद्धि के साथ-साथ मार्गदर्शन भी होगा।

□

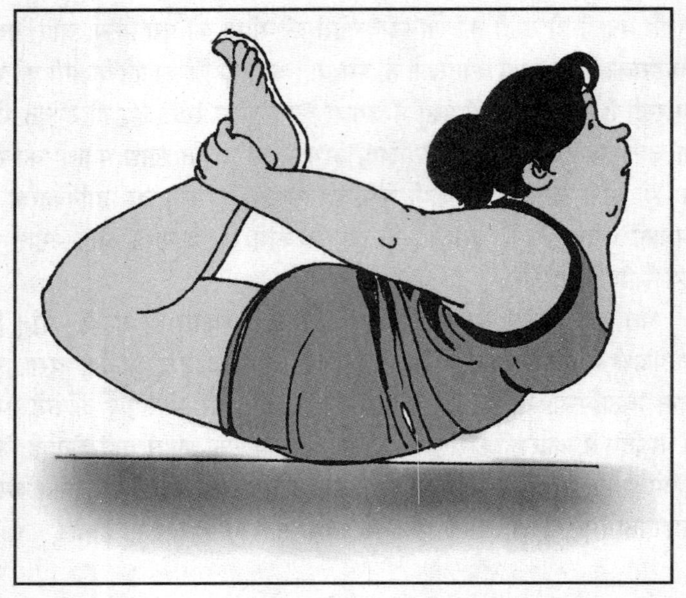

6

शारीरिक व्यायाम और श्रम

समुचित और संतुलित भोजन के बाद शारीरिक श्रम का महत्त्व है, कारण यह कि जो भोजन ग्रहण किया जाता है उससे उत्पन्न ऊर्जा को कैसे व्यय किया जाए। शारीरिक श्रम प्रत्येक व्यक्ति के लिए आवश्यक है। यदि भोजन की मात्रा का अनुपात श्रम से अधिक होगा तो शरीर में अपेक्षाकृत अधिक ऊर्जा पैदा होगी और यदि उचित व्यायाम द्वारा इसकी खपत नहीं होगी तो शरीर में वसा के जमा हो जाने से वजन अवश्य बढ़ेगा और मोटापे की स्थिति उत्पन्न हो जाएगी। इसके विपरीत, यदि भोजन की मात्रा कम ली गई है और शरीर को अधिक श्रम भी करना पड़े तो शरीर में कमजोरी अनुभव होने लगेगी तथा स्वास्थ्य गिरने लगेगा। हमें उक्त दोनों प्रकार की 'अति' की सीमा और स्थिति से बचना चाहिए और यथेष्ट संतुलन बनाकर स्वास्थ्य को सामान्य रखने का प्रयत्न करना चाहिए।

शरीर के अतिरिक्त भार को घटाने और उसे सामान्य रखने के लिए किसी-

न-किसी प्रकार के शारीरिक श्रम को अपनाना चाहिए। इस संदर्भ में विशेषज्ञों ने निम्नलिखित उपाय सुझाए हैं—

1. प्रातःकालीन सैर
2. एयरोबिक्स
3. प्राकृतिक चिकित्सा
4. प्राणायाम
5. योगासन
6. तैराकी
7. मालिश और धूप-स्नान
8. जल चिकित्सा
9. वजन घटाने के आधुनिक उपाय और साधन।

वैसे मालिश, धूप-स्नान एवं जल चिकित्सा प्राकृतिक चिकित्सा के ही उपांग हैं, अतः इनकी जानकारी प्राकृतिक चिकित्सा के संदर्भ में ही की जाएगी।

प्रातःकालीन सैर

सैर या भ्रमण का सबसे उत्तम समय सूर्योदय से पूर्व का है, जब वायु शुद्ध होती है, यातायात और वाहनों की भीड़ नहीं होती, वातावरण शांत और प्रदूषण-रहित होता है। इस समय मन में उत्साह और शरीर तरोताजा होता है, सड़कों पर धूल व गंदगी बिलकुल नहीं या अपेक्षाकृत बहुत कम होती है। सैर पर जाने से पहले नीचे लिखी क्रियाएँ अवश्य पूरी कर लें—

1. सूर्योदय से कम-से-कम दो घंटा पहले बिस्तर त्याग दें।
2. इसके बाद कुल्ली करके सामर्थ्य और रुचि के अनुसार एक-दो गिलास या अधिक पानी पी लें।
3. पानी पीने के 15-20 मिनट बाद शौच जाएँ।
4. शौच से आने के बाद दाँत साफ करें और आँखों पर ठंडे व ताजा पानी से छींटे मारें।
5. इसके बाद मौसम के अनुसार कपड़े पहनें और जूते ऐसे पहनें जिससे चलने में आसानी हो। कपड़े भी तंग या ढीले न पहनें, क्योंकि ऐसा करने से साँस लेने में कठिनाई होगी और तंग या ढीले जूतों से आसानी से चला भी न जाएगा। बेहतर तो यही होगा कि स्पोर्ट शूज पहनें।

सैर पहले धीमी गति से प्रारंभ करें, बाद में धीरे-धीरे लंबे कदमों से गति बढ़ाएँ। यदि शुरू में ही तेज चलेंगे तो लंबी दूरी तक नहीं जा पाएँगे और शरीर भी

जल्दी थक जाएगा। यदि मार्ग में खुला और हरा-भरा स्थान अथवा पार्क हो तो वहाँ चहलकदमी करें, लंबी साँस लें और श्वास बाहर निकालें। साँस लेने और छोड़ने की गति में अंतर समान रखें, ताकि साँस फूलने न पाए। सैर से लौटकर आते ही स्नान करना शुरू न कर दें, अपितु अपने शरीर से अच्छी तरह पसीना पोंछें और कुछ देर विश्राम करें। इसके बाद कुनकुने या गरम पानी में एक नीबू का रस निचोड़कर, थोड़ा सा काला नमक और चीनी (मधुमेह के रोगी चीनी का प्रयोग करने की बजाय 'शुगर फ्री' या 'इक्विल' ब्रांड की 1-2 गोली डाल लें) या एक चम्मच शहद मिलाकर पी लें (मोटापे से ग्रस्त लोग चीनी का प्रयोग न करें, भले ही शहद मिला लें)। इससे पेशाब खुलकर आता है और विषाक्त तत्त्व भी शरीर से बाहर निकल जाते हैं।

उपर्युक्त क्रियाएँ करने के बाद ताजा पानी या मौसम के अनुसार पानी से स्नान करें। इसके बाद अपना दैनिक कार्य प्रारंभ करें। सैर अपने आप में एक सुखद और लाभदायक व्यायाम है। इसलिए यह आपकी दैनिक क्रिया का अभिन्न अंग बन जाना चाहिए। बीमारी में या मौसम खराब होने पर सैर करने घर से बाहर न जाएँ, अपितु घर के अंदर ही हलके-फुलके व्यायाम करें।

रात का भोजन जल्दी करने की आदत बनाएँ या सोने के निर्धारित समय से ढाई-तीन घंटे पहले भोजन कर लें। भोजन करने के बाद लेटना या सोना स्वास्थ्य और पाचन-क्रिया के लिए हानिकारक है। इससे भोजन पचने में समय ज्यादा लगता है। रात को भोजन करने के बाद थोड़ी दूर तक लगभग तीन-चार मिनट तक टहलें। याद रहे, सुबह की सैर तेज गति से और रात की सैर धीमी गति से होनी चाहिए।

सैर करने के लाभ

1. सुबह जल्दी उठकर सैर करने से शरीर चुस्त-दुरुस्त रहता है। थकावट नहीं होती, काम सुचारु रूप से करने की क्षमता बढ़ती है।

2. खुले और स्वच्छ वातावरण में साँस लेने से शरीर को पर्याप्त ऑक्सीजन मिलती है तथा श्वास की गति सामान्य होती है। फेफड़ों की फैलने और संकुचन (सिकुड़ने) की प्रक्रिया समान होती है, हृदय नियमित व सुचारु रूप से कार्य करने लगता है। संक्षेप में कहा जा सकता है कि सारा 'कार्डियो-वास्कुलर सिस्टम' और श्वसन-क्रिया सामान्य हो जाती है।

3. पैर, बाजू, छाती, कंधे आदि का पूरा व्यायाम होता है। अकड़ाहट, कड़ापन, वेदना और सुस्ती का नाश होता है।

4. मस्तिष्क को रक्त की पर्याप्त आपूर्ति होने से सोचने, मनन करने एवं स्मरण-क्षमता बढ़ती है। मन की चंचलता दूर होकर व्यक्ति स्थितप्रज्ञ हो जाता है।

मन से विकल्प, कुविचार और असमंजस की स्थितियाँ तिरोभूत होती हैं।

5. शरीर की अस्थियाँ, जोड़ तथा मांसपेशियाँ मजबूत होकर शरीर को विविध कार्य संपन्न करने के योग्य बनाती हैं।

6. रक्त-संचार सामान्य होता है, जिससे हृदय की कार्यक्षमता सुधरती है। शरीर के सभी अंगों को रक्त बराबर पहुँचता है और नवीन कोशिकाओं का निर्माण होता है।

7. सैर और व्यायाम से शरीर का पोषण होता है। मन प्रसन्न और तनावरहित रहता है। आत्मा का उत्थान होता है, बुढ़ापा देर से आता है और आयु लंबी होती है।

मोटे लोगों को सैर करने से विशेष लाभ होता है। उनका वजन धीरे-धीरे कम होने लगता है। हृदय व फेफड़े स्वस्थ एवं साँस की गति सामान्य होती है। शरीर में अतिरिक्त ऊर्जा की खपत होती है, समय पर भूख लगती है और पाचन-क्रिया सुधरने से पूरा शरीर स्वस्थ हो जाता है।

□

(7)

मालिश और धूप-स्नान

मालिश और धूप-स्नान यद्यपि प्राकृतिक चिकित्सा के ही उपांग हैं, तथापि इनकी स्वकीय महत्ता और उपादेयता अन्य उपांगों से अपेक्षाकृत अधिक है। इसी कारण इनका अलग से वर्णन करना जरूरी है।

मालिश—मालिश से पूरे शरीर को लाभ पहुँचता है। पसीने के साथ हानिकर विषाक्त तत्त्व शरीर से बाहर निकल जाते हैं। मालिश करने से पूरे शरीर का व्यायाम हो जाता है। अंग-प्रत्यंग अधिक बलवान् और पुष्ट हो जाते हैं। शरीर का थुलथुलपन घटता है, अधिक और अनावश्यक वसा कम होकर गरदन, कंधों, बाजुओं, पेट, कमर, टाँगों, कूल्हों, जाँघों एवं पिंडलियों से छँट जाती है तथा पूरा शरीर हलका, चुस्त, फुरतीला व लचीला हो जाता है। साथ ही विभिन्न अंगों की परिचालन क्षमता बढ़ जाती है। अंगों और जोड़ों का दर्द शनैः-शनैः कम होने लगता है, रक्त-संचालन सुधरने से हृदय गति और हृदय की कार्यक्षमता बढ़ती है, श्वसन-प्रक्रिया नियमित होती है। संक्षेप में कहा जा सकता है कि एक प्रकार से पूरे शरीर का ही कायाकल्प हो जाता है।

मालिश के विषय में आवश्यक दिशा-निर्देश

1. मालिश स्नान करने से पहले करें। गरमी में सूर्योदय से काफी पहले और सर्दी में दोपहर के समय जब धूप तेज हो, स्नान करें।

2. बरसात के दिनों में हवा में नमी और सीलन होने के कारण पसीना अधिक आता है। इससे शरीर चिपचिपा हो जाता है, अतः इस मौसम में मालिश न करें।

3. मालिश के लिए सर्वोत्तम माध्यम जैतून का तेल माना गया है; परंतु अपेक्षाकृत महँगा होने के कारण (सरसों के तेल के मुकाबले) इसका प्रयोग कम लोग ही कर पाते हैं। इसलिए सरसों का तेल इसका बढ़िया, सस्ता और प्रभावी

विकल्प है। वैसे दोनों ही तेलों के स्वकीय गुण हैं, परंतु छोटे बच्चों के शरीर की मालिश जैतून के तेल से करना ही श्रेयस्कर है। बड़ी उम्र के लोग सरसों के तेल से ही शरीर की मालिश करके काम चलाएँ।

4. शरीर की मालिश करने से बढ़ा हुआ वजन कम होता है, रक्त-संचार सुधरता है, विभिन्न अंगों पर चढ़ा अधिक मांस कम होने लगता है, कब्ज का भयानक रोग ठीक हो जाता है और आँतों को बल मिलने से शौच भी ठीक आता है, जिससे पाचन-क्रिया में सुधार होता है। शरीर का ढीलापन और थुलथुलपन कम होकर शरीर बलिष्ठ, सबल और सुडौल हो जाता है; जोड़ों में लचीलापन आ जाने से जोड़ों का दर्द कम होने लगता है, मुख पर कांति आ जाती है, दृष्टि में सुधार होता है, श्रवण-शक्ति बढ़ जाती है आदि।

5. मालिश सदैव नीचे से आरंभ करें और धीरे-धीरे ऊपर की ओर बढ़ें। ज्यादा जोर से मालिश न करें। पहले भली प्रकार तेल शरीर पर चुपड़ लें और तब हलके हाथों से मालिश करें, पर ज्यादा जोर न लगाएँ।

6. स्वामी शिवानंद के कथनानुसार, मालिश करने से पहले तेल को थोड़ा सा गरम कर लें और उसमें थोड़ा सा बारीक पिसा हुआ नमक मिला दें। ऐसा करने से तेल शरीर में जल्दी आत्मसात् (Absorb) होता है और मांसपेशियों में गहराई तक पहुँच जाता है। लेकिन इतना ध्यान रखें कि तेल में नमक नीचे बैठ जाता है, अतः जो तेल ऊपर रह जाता है उसी से मालिश करें।

7. नमकयुक्त गरम तेल शरीर के रोमों से शरीर के अंदर शीघ्र समा जाता है, जिससे पसीना खूब आता है, शरीर का मैल निकलने से त्वचा आभामय, चमकीली और कोमल हो जाती है।

8. मालिश करने से पहले, बीच में या बाद में कोई भी ठंडा पेय कभी न लें।

9. मालिश हमेशा धूप में करें, क्योंकि धूप से विटामिन 'डी' की भरपूर मात्रा मिलने से कई रोग शांत होते हैं।

10. मालिश के बाद एक घंटा धूप में बैठकर धूप-स्नान करें। इससे शरीर में एकत्र विषाक्त तत्त्व पसीने के साथ बाहर निकल जाएँगे।

11. स्नान के लिए गरम पानी का प्रयोग करें। अच्छी किस्म का नहाने का साबुन प्रयोग में लाएँ और शरीर पर खूब अच्छी तरह मलें, ताकि तेल की चिकनाई साफ हो जाए। नहाने के बाद रेशेदार तौलिया से शरीर को खूब रगड़कर साफ करें।

12. बच्चों के शरीर की त्वचा बहुत कोमल होती है, अतः बहुत हलके हाथों से धीरे-धीरे मालिश करें, उनके अंगों को खींचें नहीं। शिशु की टाँगों, जाँघों, पेट

और छाती पर धीरे-धीरे मालिश करें और तेल कहीं आँखों में न गिर जाए, इस बात का पूरा ध्यान रखें।

13. गर्भवती महिलाओं को मालिश के विषय में किसी लेडी डॉक्टर से दिशा-निर्देश लेना चाहिए। उनके कहे अनुसार मालिश करें, अन्यथा न करें।

14. प्रसव के बाद महिलाओं के पेट, कमर, जाँघों, कूल्हों आदि पर मांस जमा होना प्राय: साधारण बात है। यदि इस काल में मालिश की या कराई जाए तो वजन पहले जैसा ही सामान्य हो सकता है।

मालिश का सबसे उत्तम ढंग है मालिश अपने आप करना। इसके लाभ भी कई हैं—इससे प्राय: हर अंग में रक्त-संचालन समान होता है, अपनी स्वयं मालिश करनेवालों को पता रहता है कि उनका कौन सा अंग कमजोर, सामान्य या वेदनायुक्त है। यदि मालिश किसी दूसरे व्यक्ति से कराई जाती है तो उसे इन बातों का पता नहीं रहता और वह एक समान दबाव से हर अंग की मालिश करेगा।

दोनों पाँवों और हथेलियों पर अपेक्षाकृत ज्यादा समय तक मालिश करें, क्योंकि ये शरीर की नाड़ियों के दो अंत्य स्थान हैं, जहाँ शरीर की नाड़ियों में अधिक रक्त-संचार होता है। अत: इनपर मालिश करने से विशेष रूप से पूरे शरीर की नाड़ियों को बल मिलता है; हाथ व टाँगें मजबूत होती हैं और रक्त-संचार सुधरता है।

कुछ लोग मालिश करते समय कान और नाक में तेल डालते हैं। पुराने समय में यह सामान्य प्रक्रिया थी, परंतु आजकल डॉक्टर इसके लिए मना करते हैं। वर्तमान में यह प्रक्रिया विवादग्रस्त हो गई है, अत: पाठक पहले चिकित्सक से इसके गुण-दोष जान लें, फिर उसपर अमल करें।

एक (विदेशी) मालिश विशेषज्ञ का मत है कि सूर्यमुखी के तेल से मालिश करना भी उतना ही लाभदायक है जितना सरसों या जैतून के तेल से; हालाँकि इस तेल में चिकनाई की मात्रा कम होती है। मालिश में प्रयुक्त होनेवाले तेल को किसी रंगीन बोतल में डालकर रखें। यदि इसे सूर्य की किरणों के संपर्क में रखा जाता है तो इसकी गुणवत्ता कम होने की आशंका बनी रहती है। इसमें बदबू आ सकती है और बासीपन के समान दुर्गंध भी आ सकती है। बाजार से शीशीबंद तेल खरीदते समय इन तथ्यों को भी ध्यान में रखें और सदा विश्वसनीय एवं शुद्ध तेल का ही प्रयोग करें।

धूप-स्नान

सूर्य का हमारे जीवन से सीधा और घनिष्ठ संबंध है, क्योंकि दिनचर्या सूर्योदय से सूर्यास्त के बीच ही समाप्त हो जानी चाहिए। सूर्य या धूप-स्नान केवल

सर्दी के ही दिनों में किया जाता है, न कि गरमी के दिनों में, जब सूर्य का ताप अत्यधिक होता हैं। मालिश यदि धूप में बैठकर की जाती है तो सूर्य की किरणें हमारे शरीर का स्पर्श करती हैं। मालिश के बाद यदि स्नान भी खुले वातावरण में किया जाए तो दोगुना लाभ होता है। अधिक लाभ के लिए किसी बड़ी बालटी में पानी भरकर धूप में उस स्थान पर रख दें, जहाँ सूर्य की किरणें पानी में सीधी पड़ें। यह काम मालिश करने से एक-डेढ़ घंटा पहले करें। जब मालिश समाप्त हो जाए तो 30-45 मिनट धूप में बैठें। बाद में सूर्य-तापित जल से स्नान करें और शरीर पर साबुन लगाकर शरीर से मैल और चिकनाई धो डालें।

सूर्य-स्नान का दूसरा तरीका है कि शरीर पर कोई शॉल या कंबल लपेट लें, मुँह खुला रखें। ऐसा तभी करें, जब हवा बहुत ठंडी हो, लेकिन सूर्य-किरणों में भी ताप हो, अन्यथा जब सामान्य स्थिति हो तो शरीर पर कम-से-कम कपड़े पहनकर धूप में बैठें, परंतु मुँह और छाती पर किरणें सीधी न पड़ें। धूप में अपनी सहन-शक्ति के अनुसार ही बैठें और उसके बाद सूर्य-तापित जल से स्नान करके कपड़े बदल लें और दोबारा धूप में बैठें। जिनकी त्वचा नरम, कोमल और संवेदनशील हो, वे उतनी देर तक ही धूप-स्नान करें जितना उनका शरीर सहन कर सके। अधिक देर तक सूर्य-स्नान से हानि भी हो सकती है। इस प्रक्रिया से आपको प्राकृतिक विटामिन 'डी' भरपूर मात्रा में और बिना लागत के मिल पाएगी।

एयरोबिक्स

यह एक पाश्चात्य व्यायाम शैली है, जिसका उद्‌देश्य बहुआयामी है। इस विधा से हृदय की गति को विविध व्यायामों द्वारा धीरे-धीरे बढ़ाया जाता है, फिर क्रमशः गति को बढ़ाते हुए बहुत तेज और अंत में धीरे-धीरे कम करते हुए सामान्य स्तर पर लाया जाता है। जिन लोगों को हृदय रोग, उच्च रक्तचाप, जोड़ों में कड़ापन और कम लचीलापन हो उन्हें इस विधा के अभ्यास पर संबद्ध व्यायाम विशेषज्ञ और डॉक्टर से परामर्श करने के बाद ही अभ्यास करना चाहिए, वरना हानि होने की संभावना रहती है।

एयरोबिक व्यायाम का उद्‌देश्य शरीर में अधिक ऑक्सीजन (प्राणवायु) का संचरण करना है, ताकि हृदय की गति बढ़ने से रक्त-संचार सुधरे और पूरे शरीर को प्राणवायु मिलने से शक्ति का संचार हो। अनावश्यक रूप से बढ़ी चरबी घटे या वजन कम हो। इसमें प्रमुख विधियाँ हैं—

1. तेज गति से चलना
2. जॉगिंग

3. साइकिल चलाना
4. तैराकी
5. खुले मैदान में हरी घास पर नंगे पाँव चलना
6. एयरोबिक नृत्य
7. स्कीइंग।

एयरोबिक व्यायाम का दूसरा प्रकार 'Anqerobie' है, जिससे शरीर में प्राणवायु की मात्रा नहीं बढ़ती। ये व्यायाम थोड़ी देर ही किए जाते हैं, जैसे—वजन उठाना (Weight-lifting) और 'Sprinting' अर्थात् थोड़ी दूर तक तेज गति से दौड़ना। नीचे दिए गए चित्रों से यह और भी स्पष्ट हो जाता है।

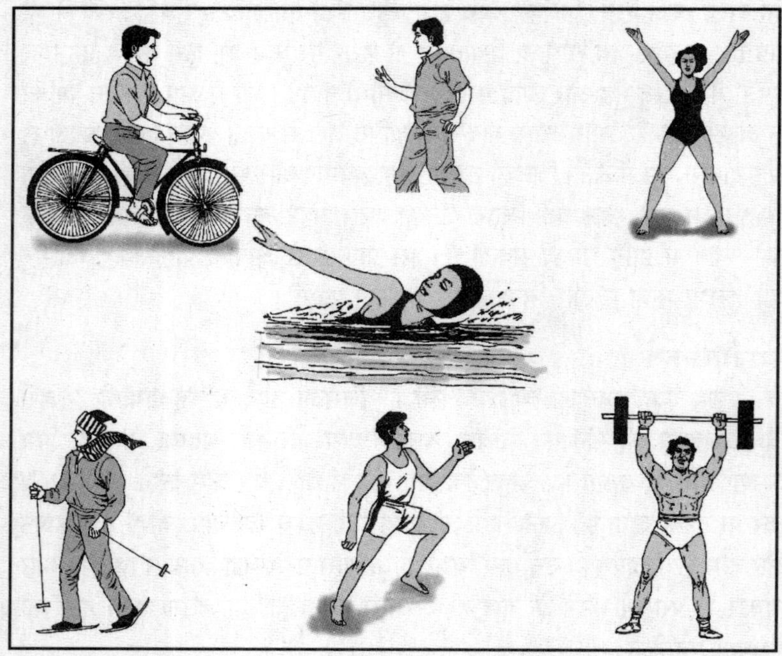

हमारे शरीर की कोशिकाएँ स्थायी नहीं रहतीं। ये बनती और समाप्त होती रहती हैं। अत: नई कोशिकाओं (Cells) के बनने में मदद करना और उनमें रक्त एवं प्राणवायु का निरंतर संचार करना ही एयरोबिक व्यायाम का प्रमुख उद्देश्य है। इसके साथ ही मांसपेशियों का सशक्त रहना भी जरूरी है और इस प्रक्रिया में इस प्रकार के व्यायाम काफी सहायक होते हैं। जो लोग शरीर को स्वस्थ रखना चाहते हैं उन्हें कोशिकाओं और मांसपेशियों की स्वस्थता एवं कार्य करने की क्षमता पर

बराबर ध्यान रखते हुए तथा संतुलन बनाते हुए ही ऐसे व्यायाम करने चाहिए, ताकि पूरे शरीर को इस व्यायाम की विभिन्न विधाओं का समान लाभ मिल सके।

सावधानियाँ और दिशा-निर्देश

1. प्रत्येक व्यक्ति का स्वभाव, शरीर का गठन, उसकी क्षमता, स्वास्थ्य, रोग सहन करने की क्षमता, रोग का प्रकार अलग-अलग होने से सभी को एक जैसे व्यायाम नहीं सुझाए जा सकते। इसलिए किसी संबद्ध विशेषज्ञ से परामर्श करें। पर्याप्त दशा-निर्देश एवं उचित जानकारी लेने के बाद ही सुझाए गए व्यायाम निर्दिष्ट समयावधि तक करें। अधिक उतावलेपन में या जल्दबाजी से थोड़े ही समय में अधिकतम लाभ प्राप्त करने की इच्छा से अपने शरीर पर अधिक बोझ न डालें।

2. एयरोबिक्स से पसीना खूब आता है, हृदय की धड़कन और गति बढ़ जाने के कारण हृदय रोगियों, रक्तचाप से ग्रस्त और जोड़ों के दर्द से परेशान रोगियों को अधिक सावधानी की जरूरत होती है।

3. ऐसे व्यायाम सप्ताह में 4-5 दिन तक करें, बीच में 2-3 दिन का अंतर दे दें और इस अंतराल के बाद पुनः चालू कर दें।

4. अपने शरीर और रक्तचाप की जाँच करवाते रहें।

5. व्यायाम के दौरान हृदय की धड़कन अधिकतम कितनी हो, इसका सूत्र पहले बता दिया गया है, जिसे पुनः समझें और फिर अमल करें।

6. इस बात का ध्यान रखें कि श्वसन-तंत्र को पर्याप्त प्राणवायु मिलती रहे; मांसपेशियों, कोशिकाओं तथा अन्य अंगों का बराबर पोषण होता रहे और उनकी कार्यशीलता व कार्यक्षमता बनी रहे।

7. शरीर का स्वस्थ रहना हृदय द्वारा आपूर्ति किए गए रक्त की मात्रा पर निर्भर है, इसलिए स्वस्थ हृदय और नियमित रक्त-संचार के लिए ऑक्सीजन की निरंतर एवं समुचित मात्रा में आपूर्ति बहुत जरूरी है—और यह काम नियमित व्यायाम द्वारा होना ही संभव है।

8. इन व्यायामों को प्रारंभ करने से पहले शरीर को समुचित रूप से तैयार करना जरूरी है (जिसे 'Work-up or Warm-up' कहा जाता है) और व्यायाम जब समाप्त हो जाए तो शरीर को धीरे-धीरे पूर्ववर्ती स्थिति में लाना होता है (जिसे 'Cool-down' कहा जाता है)। ये दोनों प्रक्रियाएँ करना सभी के लिए अति आवश्यक है।

9. इन व्यायामों से तुरंत लाभ-प्राप्ति के लिए हठधर्मी और ज्यादती न करें। पहले हलके व्यायाम करें, फिर धीरे-धीरे गति एवं समय-सीमा बढ़ाते जाएँ। जब

शरीर अभ्यस्त होने लगे तो व्यायाम का समय, गति और नंबर बढ़ाएँ।

10. अपने शरीर की क्षमता और साँस की गति का सदा ध्यान रखें तथा अति से बचें, अन्यथा लाभ के स्थान पर हानि हो सकती है।

अब एयरोबिक्स के कुछ व्यायामों का नीचे संक्षिप्त उल्लेख किया जा रहा है—

साइकिलिंग—यह दो प्रकार से की जाती है—स्थिर साइकिलिंग और चलायमान। पहली प्रकार की घर के अंदर और दूसरी घर से बाहर मैदान या सड़क पर की जाती है। दोनों के लाभ समान ही हैं। इससे कूल्हों, टाँगों एवं पिंडलियों का व्यायाम होता है। इन अंगों से अतिरिक्त मांस छँट जाता है। ये अंग सुडौल और बलशाली बनते हैं, हृदय की गति बढ़ती है, रक्त-संचार सुधरता है, रक्तचाप सामान्य होता है, अतिरिक्त कैलोरी का व्यय होने से मधुमेह में शर्करा कम होती है। साथ ही कंधों, बाजुओं और हाथों का व्यायाम भी परोक्ष रूप से हो जाता है; परंतु कमर और पेट का मोटापा इससे कम नहीं होता।

साइकिल चलाने से पहले 2-3 गिलास पानी अवश्य पी लें, ताकि इस व्यायाम से पसीने द्वारा जो पानी खर्च होता है उसकी भरपाई हो सके। साइकिल चलाने के दौरान (बीच में) पानी पिया जा सकता है, परंतु साइकिल चलाना बंद करने के बाद कोई भी ठंडा पेय न पिएँ।

जब साइकिल चलाना शुरू करें तो पहले धीरे-धीरे चलाएँ, फिर गति क्रमशः बढ़ाते जाएँ, परंतु अपने साँस की गति पर ध्यान रखें। आपके साँस की गति सामान्य नाड़ी की गति से 50 प्रतिशत से अधिक न बढ़ने पाए। व्यायाम समाप्त करने से थोड़ी देर पहले कुछ समय तक साइकिल चलाने की गति धीरे-धीरे कम कर दें। इसके बाद कुछ देर आराम से बैठें और साँस की गति सामान्य होने दें।

तैराकी—तालाब, स्वीमिंग पूल, नहर, नदी या समुद्र में तैरा जा सकता है। जो तैरने में दक्ष नहीं हैं वे पानी में तैरने का दुःसाहस कभी न करें। जो तैराकी में दक्ष हैं, केवल वे लोग ही तैरने का व्यायाम करें। तैराकी अपने आप में एक संपूर्ण व्यायाम है, जिससे पूरे शरीर के अंगों का व्यायाम हो जाता है। हृदय रोगी, उच्च रक्तचाप से ग्रस्त तथा कंधों व पाँवों आदि जोड़ों के रोगी, श्वास रोगी, क्षय रोगी, मिरगी आदि के रोगी तैराकी से बचें या किसी संबद्ध विशेषज्ञ से मार्गदर्शन लेने के बाद ही अभ्यास करें। इसके नियमित अभ्यास से शरीर से मोटापा कम होने लगता है; अंग सुडौल, सुव्यवस्थित, बलिष्ठ होते हैं; श्वास की प्रक्रिया, रक्त-संचालन, हृदय गति आदि सामान्य होने से संपूर्ण स्वास्थ्य सुधरता है। इससे छाती चौड़ी होती है; कंधे, बाजू, हाथ, टाँगें व पाँव बलिष्ठ होते हैं और अंगों में लचीलापन आने से

ढीला मांस छँट जाता है। पाचन-क्रिया सुधरती है, मल-मूत्र की प्रक्रिया सामान्य होती है।

पानी में जाने से पहले कानों में 'ईयर प्लग' जरूर लगाएँ। तैराकीवाले कपड़े पहनकर ही पानी में उतरें। तैरना समाप्त करने के बाद कपड़े बदलकर कुछ देर के लिए विश्राम करें। प्यास लगी हो तो कोई पेय ले सकते हैं। जिन लोगों को तैरने का पूरा अभ्यास नहीं अथवा सिद्धहस्त नहीं, उन्हें गहरे पानी और तेज बहाव में कभी नहीं तैरना चाहिए। बड़े-बूढ़ों की यह बात सदा याद रखें—तेज पानी और आग से कभी खिलवाड़ न करें, क्योंकि ऐसा करने से प्राण संकट में पड़ सकते हैं।

जॉगिंग—जॉगिंग का अभिप्राय कई अर्थों में सिमटा है, जैसे—धीरे-धीरे चलना या धीरे-धीरे दौड़ना, शरीर को हरकत में लाना, शरीर को धकेलना या हिलाना। जो 'जॉग' करना चाहते हैं उन्हें आरामदायक जूते, ट्रैक सूट या निक्कर और टी-शर्ट पहनना चाहिए। चाहे जूते हों या कपड़े, वे इतने 'फिट' हों कि उनमें न तो शरीर कसा रहे, न ही साँस लेने में, चलने या दौड़ने में कठिनाई हो। जॉगिंग करते समय दबाव हाथ-पाँव, बाजू व कंधों पर पड़ना चाहिए, जैसे कि आप पंजों के बल भाग रहे हों; परंतु चाल धीमी रखें, अन्यथा आप अधिक दूरी तक और देर तक चल नहीं पाएँगे। इसमें धीमी गति से चलने पर ही अधिक जोर दिया जाता है, जैसे आप फुदककर धीरे-धीरे चल रहे हों। जब साँस फूलने लगे या अंगों में वेदना होने लगे तो उसी समय जॉगिंग बंद कर दें। हठपूर्वक कभी भी जॉग न करें।

तेज गति से सैर

सैर अपने आप में पूरे शरीर का संपूर्ण व्यायाम है। सैर करने के लिए ऋतु के अनुसार कपड़े, जूते और मोजे पहनें। शुरू में कुछ कदम धीरे-धीरे चलने के बाद क्रमशः अपनी गति उत्तरोत्तर बढ़ाते जाएँ। अपनी हृदय-गति पर ध्यान रखें। तेज गति से सैर से तात्पर्य तेज दौड़ से कभी नहीं है। इसका तात्पर्य है—अपनी सामान्य गति से अधिक तेज चाल और चाल की गति इतनी तीव्र अवश्य हो कि पसीना आ जाए। जब पसीना आना शुरू हो जाए तो चाल धीमी कर दें और अपनी सामान्य चाल पर आ जाएँ।

विशेषज्ञों का मत है कि सुबह की सैर तेज गति से होनी चाहिए, परंतु रात्रि भोजन करने के बाद धीमी गति से ही टहलना चाहिए। तेज गति से सैर करने से जब पसीना आता है तो अतिरिक्त मांस शरीर से छँटने लगता है, अंगों में दर्द कम हो जाता है, शरीर छरहरा और चुस्त हो जाता है, हृदय की गति और धड़कन में सुधार होता है, श्वसन-क्रिया सुधरती है, मल-मूत्र-पसीने के साथ विषाक्त तत्त्व शरीर से

बाहर निकल जाते हैं। संक्षेप में, तेज गति से सैर करने से पूरे शरीर का व्यायाम हो जाता है और अंगों का कड़ापन दूर होकर लचीलापन आता है।

सैर पर जाने से पहले शौच आदि क्रियाओं से निवृत्त हो लें। बाहर जाने से पहले या लौटने पर एक गिलास कुनकुने जल में नीबू का रस निचोड़कर थोड़ा सा नमक (काला नमक) और एक चम्मच शहद मिलाकर पी लें। यदि ऐसा करेंगे तो सैर के दौरान और बाद में थकावट नहीं होगी। यदि सैर से लौटने के बाद यह मिश्रण पिएँगे तो अधिक पसीना बहने तथा तेज गति से चलने से जो थकावट होगी, वह दूर हो जाएगी और फिर आप तरोताजा महसूस करेंगे। आप में कितनी तेज गति से सैर करने की क्षमता और सामर्थ्य है, इसका निर्णय अपने स्वास्थ्य को ध्यान में रखकर आपको स्वयं करना है, क्योंकि इस बारे में कोई निश्चित नियम नहीं है।

अन्य एयरोबिक व्यायाम विशिष्ट प्रकार के हैं, जिन्हें बिना प्रशिक्षण व विशेषज्ञ के निर्देशन के नहीं किया जा सकता। साधारण लोग भी इन व्यायामों को नहीं कर सकते, इसीलिए उनका उल्लेख इस अध्याय में नहीं किया जा रहा है।

किसी भी एयरोबिक व्यायाम को करने से पहले यह जान लेना आवश्यक है कि उसके क्या-क्या लाभ हैं और शरीर के किन-किन अंगों को उससे लाभ होता है। इसलिए सबसे पहले अपने शरीर की अवस्था का आकलन करें कि आपके शरीर के कौन-कौन से अंग कमजोर हैं, मोटापा कहाँ अधिक है और कौन सा व्यायाम आपको सबसे अधिक लाभकारी होगा। वास्तव में वही व्यायाम सर्वश्रेष्ठ होता है जिससे पूरे शरीर का व्यायाम हो और साथ ही कमजोर अंगों की मजबूती बढ़े। इन सब बातों को ध्यान में रखकर ही उचित और अधिकतम लाभ देनेवाले व्यायाम को अपनाना श्रेयस्कर होगा। अपने शरीर के सामर्थ्य और क्षमता को ध्यान में रखकर ही उचित निर्णय लें।

□

8

जल-चिकित्सा

जल द्वारा चिकित्सा प्राकृतिक चिकित्सा का ही एक उपांग है। इस की अपनी विशेषता, लाभ और उपादेयता है। पंच महाभूतों में से जल एक आवश्यक और अपरिहार्य तत्त्व है। यदि जल का सेवन न किया जाए तो शरीर की पूरी रासायनिक प्रक्रिया और संतुलन अस्त-व्यस्त हो जाते हैं। हमारे शरीर के भार में जल का भार और भाग विशेष है। जल ही रक्त-प्रवाह, हृदय गति, मल-मूत्र का नियमन, विषाक्त तत्त्वों का बहिर्गमन करता है, रक्तचाप को सामान्य रखता है, शरीर के विषाक्त तत्त्वों को पसीने, मूत्र और शौच के रास्ते बाहर निकालने में मदद करता है। कहावत है—'जल ही जीवन है'। इससे जल की महत्ता परिलक्षित और सिद्ध होती है।

जल चिकित्सा के प्रमुख उपांग और भेद (या प्रकार) इस प्रकार हैं—

1. सिट्ज बॉथ
2. गरम जल से स्नान
3. गरम और ठंडे जल से स्नान
4. रैप्स (Wraps)
5. कॉम्प्रेसेज (Compresses)
6. टर्किश बॉथ, स्टीम बॉथ और स्टीम कैबिनेट
7. सोना बॉथ।

जल चिकित्सा की कोई भी विधि अपनाने से पहले निम्नलिखित तथ्यों पर ध्यान दें—

★ सबसे पहले संबद्ध चिकित्सक से अपने स्वास्थ्य की जाँच करवा लें और उनकी स्वीकृति मिलने के बाद ही जल चिकित्सा की उपयुक्त विधि अपनाएँ।

★ गर्भवती महिलाओं को महिला चिकित्सक से परामर्श करने और आवश्यक निर्देश लेने के बाद ही इस चिकित्सा पद्धति को अपनाना चाहिए।

★ यदि शरीर पर कोई खुला या बहता घाव हो तो भाप आदि विधियों का प्रयोग न करें।

★ जिन रोगियों को पागलपन, मिरगी, दमा एवं श्वास, हृदय और गुरदे से संबंधित कोई रोग हो या खून जमने की या अन्य कोई शिकायत हो तो उन्हें जल चिकित्सा नहीं करनी चाहिए।

★ उच्च रक्तचाप, खून शीघ्र बहने की प्रवणतावाले, कैंसर रोगी इस विधा का अभ्यास न करें।

★ अपने शरीर के सामर्थ्य एवं शक्ति के अनुसार ही भाप लें और समयावधि के चक्कर में न पड़ें।

★ जिन्हें मोटापा है, उन्हें पहले अपना वजन कराना चाहिए। उसके बाद प्रत्येक सप्ताह के अंत में वजन कराते रहें और अंतर नोट करते रहें, ताकि पता चल सके कि कितना लाभ हो रहा है या नहीं हो रहा है।

★ हेल्थ सेंटर्स के दावों से भ्रमित न हों, न ही कोई 'क्रैश डायट कोर्स' के प्रलोभन में पड़कर स्वास्थ्य और धन नष्ट करें।

★ पानी में जड़ी-बूटियों का प्रयोग बिना उचित जानकारी के कभी न करें, अन्यथा हानि हो सकती है।

जल-चिकित्सा का मुख्य उद्देश्य शरीर से पसीना निकालना है। इससे विषाक्त तत्त्व पसीने द्वारा शरीर से बाहर निकल जाते हैं।

गरम पानी और भाप के प्रभाव से शरीर पर चढ़ी मांस की परतें घुलने लगती हैं, जिससे मोटापा कम करने में बहुत मदद मिलती है, पेशाब खुलकर काफी मात्रा में आने से शरीर के विषाक्त तत्त्व पेशाब द्वारा शरीर से बाहर निकल जाते हैं और मूत्र व गुरदों की कार्य-प्रणाली में आए अवरोध समाप्त होने से इनकी कार्यक्षमता में सुधार होता है। रक्त का दबाव और प्रवाह सामान्य होने से रक्त-संचालन में सुधार होता है, जिससे शरीर के छोटे-से-छोटे अंग में भी रक्तापूर्ति होने से पोषण होता है।

सिट्ज बॉथ

दो हिप-बॉथ्स लेकर एक-दूसरे के बाजू की ओर सटाकर रखें। एक में सहने योग्य गरम और दूसरे में ठंडा पानी डालें। तीन मिनट गरम पानी में और उसके बाद एक मिनट ठंडे पानी में बैठें। इस क्रम में परिवर्तन कर पर्याय रूप से बैठें। पाँव दूसरे बॉथ में ही रखें।

गरम जल से स्नान

पानी को 100° फॉरेनहाइट (38° सेंटिग्रेड) तक गरम करें और 20 से 30 मिनट या अपनी क्षमता के अनुसार इस गरम पानी से स्नान करें। तापमान शारीरिक क्षमता के अनुसार थोड़ा सा बढ़ाया या कम भी किया जा सकता है। नहाने से पहले इस गरम जल में कोई तेल, जड़ी-बूटी या खनिज का मिश्रण भी किया जा सकता है। इससे पानी में औषधीय गुणों का समावेश हो जाता है। त्वचा को नरम, स्वच्छ और साफ रखने के लिए मलमल के टुकड़े में जई की भूसी या बारीक पिसा आटा डालकर पोटली बाँधकर पानी में लटका दें, ताकि इसके औषधीय गुण पानी में समाविष्ट हो जाएँ। इस विधि से त्वचा का पूरी तरह पोषण भी हो जाता है। जिनके जोड़ों में दर्द या सूजन हो, उन्हें पानी में जुलाबी नमक (Epsom salt) डालकर स्नान करना चाहिए। परंतु ओषधियुक्त पानी आँखों के भीतर न जाए, इस बात का ध्यान रखें।

इस प्रकार के स्नान से अनेक लाभ होते हैं, जिनका विस्तार से उल्लेख करना संभव नहीं। संक्षेप में, इससे पूरे शरीर का कायाकल्प हो जाता है। नहाते समय शरीर को खूब रगड़कर साफ करें; हाथ, पाँव, पेट, गरदन, छाती, बगल, जंघा को मल-मलकर धोएँ।

गरम और ठंडे जल से स्नान

इस स्नान का मोटापे से परोक्ष, परंतु पूरे शरीर के स्वास्थ्य से विशेष संबंध है। यदि पहले गरम पानी से नहाया जाए तो रोग होने की संभावना रहती है। शायद इसीलिए 'गरम-सर्द' होना इसी तथ्य का निरूपण करता है, जैसे गरम पेय या भोजन के बाद यदि ठंडे पदार्थों का सेवन किया जाए तो रोग घेर लेते हैं। यही बात स्नान पर भी लागू होती है। अतः सबसे पहले ठंडे पानी से ही स्नान शुरू करें और फिर गरम पानी शरीर पर डालें तथा जब तक स्नान समाप्त न हो, ठंडे-गरम का यही क्रम निरंतर जारी रहना चाहिए।

इस प्रकार के स्नान से रक्त का प्रवाह सुधरकर नियमित होता है। जोड़ों में दर्द और सूजन के साथ-साथ अंगों की अकड़न भी दूर होती है, मांसपेशियों की कार्यक्षमता बढ़ती है, थकान और वेदना दूर होती है—अर्थात् शरीर हलका, चुस्त-दुरुस्त हो जाता है।

रैप्स (Wraps)

इस प्रक्रिया में कई कपड़े शरीर के चारों ओर लपेटने के कारण ही इसका यह नामकरण हुआ है। यह प्रयोग शुरू करने से पहले एक-दो गिलास ताजा पानी पीना

ठीक रहता है, ताकि पसीने द्वारा शरीर से अधिक पानी न निकल जाए। यदि इच्छा न हो तो ऐसा भी न करें। सबसे पहले शरीर के चारों ओर चादर या गरम शॉल लपेट दें। फिर गरम पानी में बड़े साइज के तौलिए डुबोएँ और निचोड़ें, ताकि अतिरिक्त पानी बह जाए। निचोड़ने के बाद तौलिया चादर के इर्द-गिर्द लपेट दें। अंत में इसके ऊपर गरम कंबल डालकर शरीर ढक दें; मगर मुँह को न लपेटें, जिससे साँस सामान्य गति से चलती रहे। इतना करने के बाद लगभग आधा घंटे तक शरीर को ढका रहने दें। समय समाप्त होने पर धीरे-धीरे सभी कपड़े उतार दें। यह प्रयोग प्रायः सर्दी की ऋतु में ही किया जाता है। कपड़े उतारने के बाद दूसरे साफ कपड़े पहना दें; परंतु ध्यान रहे, ठंडी हवा न लगने पाए।

इस प्रयोग से पसीने द्वारा शरीर की वसा पिघलने लगती है, थकावट दूर होती है, हृदय गति और रक्त-संचालन सुधरने से प्रत्येक अंग को रक्त पोषित करता है, शरीर की निरोधक शक्ति में वृद्धि होती है। पसीने और मूत्र द्वारा विषाक्त तत्त्व शरीर से बाहर निकल जाते हैं।

कॉम्प्रेसेज (Copresses)

दो-तीन छोटे तौलिए लेकर गरम / ठंडे जल में भिगोएँ, फिर उन्हें निचोड़ लें और प्रभावित स्थान पर, जहाँ दर्द, सूजन, रक्त-संचार कम हो या कड़ापन हो वहाँ पर रखें। यह प्रयोग ठंडे से शुरू करें, फिर गरम पानी में तौलिया रखें और इसी क्रम को 20-25 मिनट तक जारी रखें। पेट और जाँघों पर मोटापा अधिक हो तो इन विशेष अंगों पर उक्त क्रम से सिंकाई करें। यदि पेशाब रुक जाए तो पसलियों, पेट, पेड़ू आदि अंगों पर यह प्रयोग करें।

यदि पसीना अधिक लाना हो, रक्त-संचार में सुधार करना हो, सूजन अधिक हो, गठिया रोग के कारण अंग सूजे और आग के समान जल रहे हों तो केवल ठंडे जल का प्रयोग करें, अन्य अवस्थाओं में गरम जल का ही प्रयोग करें।

टर्किश बॉथ, स्टीम बॉथ और स्टीम कैबिनेट

ये सभी भाप द्वारा स्नान के विभिन्न उपकरण / उपाय हैं। चाहे जो भी प्रक्रिया अपनाई जाए, सभी के लाभ और उद्देश्य समान ही हैं। ये उपाय अधिकतर हेल्थ क्लबों में प्रयोग में लाए जाते हैं। इनसे शरीर से भाप द्वारा अंदर के विषाक्त तत्त्वों को मूत्र और पसीने द्वारा निकाला जाता है। यदि घर पर यह प्रयोग करना हो तो रोगी को एक चारपाई पर चादर बिछाने के बाद लिटा दिया जाता है और फिर (गरदन से ऊपर का भाग छोड़कर) शरीर के शेष भाग पर मोटा कपड़ा या कंबल लपेट दिया

जाता है। चारपाई के नीचे उबलते पानी के दो (या एक) पतीले रखे जाते हैं और चारों पायों के गिर्द कपड़ा लपेट दिया जाता है, ताकि भाप बाहर न निकलने पाए। रोगी की सहन-शक्ति के आधार पर रोगी को 20-30 मिनट तक भाप दिलाई जाती है। कुछ विशेषज्ञ सिर पर पानी निचोड़ा हुआ तौलिया रखने और एक-दो गिलास ठंडा पानी पिलाने का परामर्श भी देते हैं।

प्रयोग की समाप्ति के बाद रोगी का शरीर भली प्रकार तौलिए से पोंछकर ऋतु अनुसार कपड़े पहना देना जरूरी है। यह प्रयोग ठंड के मौसम में ही प्रायः किया जाता है। कपड़ा पहनाने के बाद इस बात का ध्यान रहे कि रोगी को ठंडी हवा न लगने पाए। यह प्रयोग रोज़ाना करना ठीक नहीं, वैसे 10-15 दिन के अंतर पर इसे दोहराया जा सकता है।

इस प्रयोग से शरीर से विजातीय तत्त्व बाहर निकल जाने से एक प्रकार से पूरे शरीर का शोधन हो जाता है और मोटापा भी कम होता है। मल-मूत्र-स्वेद की प्रक्रियाएँ सुधरती हैं, रक्त-संचरण सामान्य होता है, त्वचा का रंग निखरता है और जोड़ों का दर्द समाप्त नहीं तो कम अवश्य होता है।

उच्च रक्तचाप, हृदय रोग, गुरदे के विकार, कैंसर, त्वचा रोग आदि से ग्रस्त व्यक्तियों में यह प्रयोग संबद्ध विशेषज्ञ के परामर्श के बिना कभी न करें।

सोना बॉथ

सोना बॉथ टर्किश बॉथ के समान ही एक प्रक्रिया है, परंतु दोनों में अंतर है। टर्किश बॉथ द्वारा सीलन भरी गरमी पैदा होती है, परंतु सोना द्वारा सूखी गरमी उत्पन्न होती है। इसीलिए सोना के लिए सूखी गरमी (Dry heat) का तापमान 38° या 10° फॉरेनहाइट तक ही रखा जाता है। इस विशिष्ट प्रक्रिया से पसीना उत्पन्न किया जाता है, ताकि शरीर से निकृष्ट, अस्वच्छ, दुर्गंधयुक्त, विषाक्त और हानिकर पदार्थ बाहर निकल जाएँ तथा शरीर हलका, रोग-रहित, कांतिमय हो जाए। सोना बॉथ के दौरान 10-15 मिनट के बाद और प्रयोग समाप्त होने पर ठंडे जल के फव्वारे के नीचे बैठने या स्वीमिंग पूल में स्नान करने की अनुशंसा भी की गई है। परंतु रोगी की अवस्था को देखकर ही उचित काररवाई करें।

प्रत्येक विधि के अपने-अपने गुण-दोष होते हैं और प्रत्येक व्यक्ति को हर एक विधि से समान लाभ नहीं मिल सकता। अतः बिना उचित मार्गदर्शन के किसी विधि के अनुसार इलाज शुरू कर देना कभी-कभी हानिकर भी हो सकता है। इसलिए सावधानी बरतें तथा उतावलेपन व जल्दबाजी में थोड़े ही समय में अधिकतम लाभ प्राप्त करने के प्रलोभन से बचें और स्वविवेक एवं बुद्धिमत्ता से काम लें।

□

9

स्वमूत्र चिकित्सा द्वारा मोटापे का इलाज

ऐसी धारणा है कि विष द्वारा ही विष का नाश किया जा सकता है। हमारे शरीर में रोग-निरोधक प्राकृतिक शक्ति है, जो पहले तो रोग को पनपने नहीं देती, पर यदि रोग हो ही जाए तो उसका मुकाबला करके उसे शरीर से बाहर निकाल देती है। समस्या तब पैदा होती है जब शरीर की यही रोग-निरोधक शक्ति कमजोर पड़ जाती है और रोग हम पर हावी होकर शरीर को रुग्ण कर देते हैं। मूत्र अपने आप में एक विषैला तरल पदार्थ है, जिसके द्वारा शरीर के विजातीय और विषाक्त तत्त्व बाहर निकलते हैं। यदि पेशाब कुछ समय के लिए अवरुद्ध हो जाए तो जो विषाक्त तत्त्व पेशाब द्वारा बाहर निकलने होते हैं, वे दोबारा शरीर में प्रविष्ट होकर शरीर की पूरी प्रक्रिया को विषाक्त करके शरीर की रासायनिक प्रक्रिया में व्यतिक्रम उत्पन्न कर देते हैं।

मूत्र कोई बेकार पदार्थ नहीं, अपितु इसमें आरोग्य के सभी तत्त्व और गुण विद्यमान हैं, जिन्हें नैरोग्य के लिए आवश्यक समझा जाता है। मूत्र का काम गंदगी को दूर कर शरीर में जमा हुए हानिकर, विषाक्त और विजातीय तत्त्वों को समाप्त कर पुनः आरोग्य की स्थिति लाना है। इस चिकित्सा-पद्धति द्वारा उन सभी रोगों का उन्मूलन किया जा सकता है, जो ठीक होने योग्य हैं—अर्थात् साध्य हैं। असाध्य रोगों पर इसका उतना अच्छा प्रभाव नहीं होता। वैसे उनकी दशा में सुधार होने की संभावना से इनकार नहीं किया जा सकता।

स्वमूत्र चिकित्सा कोई नई पद्धति नहीं। इसका वर्णन 'शिवपुराण', 'महाभारत', 'बाइबल' आदि में भी हुआ है। 'शिवांबु चिकित्सा' में मूत्र के विविध प्रयोगों के बारे में विशद वर्णन है। 'बाइबल' में इसे 'Nectar of life' अर्थात् 'जीवनामृत' कहा गया है। भगवान् शिव ने भगवती पार्वती को जन-कल्याण के लिए अमूल्य नुस्खों और प्रयोग की विधियों का विस्तार से वर्णन किया है। इस उपयोगी चिकित्सा-पद्धति पर कोई खर्च नहीं होता। यह कालांतर में फलदायिनी है, निरापद

है, बशर्ते इसके नियमों का पालन करके इलाज किया जाए और सावधानियों को नजरअंदाज न किया जाए। इस अमूल्य पद्धति के विरुद्ध दुष्प्रचार बहुत किया गया, फिर भी यह अभी तक जीवित है, क्योंकि आम जनता इसकी उपादेयता समझने लगी है। यदि मूत्र की दुर्गंध की भ्रांति मन से दूर कर दी जाए तो इसका प्रयोग और अधिक हो सकता है। इस विषय में कुछ बातों पर अमल करने से घृणा की बात समाप्त हो सकती है।

स्वमूत्र चिकित्सा के बारे में कुछ प्रमुख तथ्य हैं, जो इस प्रणाली को अपनानेवालों को ध्यान में रखना जरूरी है—

★ यह चिकित्सा प्रणाली सर्वांग चिकित्सा-पद्धति है, जिससे पूरे शरीर का शोधन किया जाता है और विजातीय, विषाक्त एवं हानिकर तत्त्वों को बाहर निकालकर नैरोग्य की स्थिति लाने का प्रयत्न किया जाता है।

★ इस पद्धति को तभी अपनाना चाहिए जब रोगी को इसमें पूरी आस्था और विश्वास हो, इसे कभी भी मजाक में या कौतूहलवश नहीं अपनाना चाहिए।

★ इस पद्धति की भी अन्य चिकित्सा-पद्धतियों की तरह अपनी सीमाएँ और गुण-दोष हैं। अत: यह दावा करना कि यह हर रोगी को नैरोग्य प्रदान करने और सभी रोगों को समूल नष्ट करने में सक्षम है, एक निराधार बात होगी।

★ इस पद्धति से स्वस्थ और रोगी दोनों प्रकार के लोग समान रूप से लाभ उठा सकते हैं।

★ स्वमूत्र चिकित्सा में मूत्रपान, मूत्र-मालिश, मूत्र की पट्टी आदि साधनों का उपचार में प्रयोग किया जाता है। यह रोग और रोग की अवस्था, रोगी की आयु, लिंग आदि को ध्यान में रखकर निर्णय किया जाता है कि कौन सी विधि किस रोग विशेष में उपयोगी, प्रभावी और लाभदायक होगी।

★ शुरू-शुरू में केवल मूत्रपान पर उपवास करना कठिन होता है, क्योंकि भोजन में अन्न, मिर्च-मसाला, मांस-मदिरा, दवाओं आदि का त्याग कर केवल मूत्र पर निर्भर होना पड़ता है। यदि कठिनाई हो तो केवल पानी, नीबू-पानी, शहद, फलों या दूध आदि का सेवन सीमित मात्रा में किया जा सकता है।

★ घृणा के भाव को दूर करने के लिए प्रारंभ में मूत्र से कुल्ली करना, नाक और कान में मूत्र की बूँदें डालना, आँखों को धोना, सिर पर मूत्र से मालिश करना, मुँह धोना आदि ऐसी क्रियाएँ हैं जिनसे मूत्र-प्रयोग के प्रति घृणा-भाव प्राय: समाप्त हो जाता है।

- ★ पूरे शरीर पर मूत्र से मालिश करने से त्वचा निखरती है, पसीने द्वारा गंदगी निकल जाती है, मोटापा कम होता है, रक्त-संचार, हृदय गति, मूत्र व गुरदों की प्रक्रिया सुधरती है।
- ★ प्रातः उठकर पहले मिट्‌टी या काँच के बरतन में मूत्र इकट्‌ठा करें। पहले और अंत की धार छोड़कर केवल मध्य भाग का मूत्र ही प्रयोग में लाएँ। सारे का सारा मूत्र एक ही बार में पी जाएँ। ये क्रियाएँ शौच आदि से निवृत्त होने के बाद ही करें। चाहें तो मूत्र से ही दाँत और मुँह साफ कर लें।
- ★ सुबह का मूत्रपान करने के बाद दिन भर में जो भी मूत्र हो, उसे एक बड़े बरतन में इकट्‌ठा कर लें। इसे चार-पाँच दिन पड़ा रहने दें, पर ढककर रखें। यह मूत्र मालिश और मूत्र-पट्‌टी में प्रयोग होता है। यह क्रम लगातार जारी रखना चाहिए।
- ★ मूत्रपान की पहली प्रतिक्रिया के रूप में दस्त लग सकते हैं, कै भी हो सकती है, शरीर पर दाने या फुंसियाँ भी निकल सकती हैं। परंतु ये प्रारंभिक लक्षण कुछ दिनों के बाद स्वतः शांत हो जाते हैं। इन लक्षणों का अभिप्राय है—मूत्र ने शरीर पर अपना काम करना शुरू कर दिया है, इसलिए घबराएँ नहीं और अपना प्रयोग जारी रखें।
- ★ जिगर, हृदय, गुरदे के रोगों से ग्रस्त रोगी, कैंसर, उच्च रक्तचाप आदि के रोगी मूत्र द्वारा चिकित्सा विशेषज्ञ की देखरेख में ही करें।
- ★ यदि कोई दवा ले रहे हैं तो मूत्र-चिकित्सा के दौरान उसका प्रयोग कदापि न करें, क्योंकि दोनों चीजें एक साथ नहीं चल सकतीं। यदि दवा लेना जरूरी हो तो मूत्र चिकित्सा बंद कर दें।

मोटापे में मूत्र चिकित्सा

शुरू में 5-6 दिन सुबह उठकर मध्य धारवाला मूत्र पिएँ। बीच-बीच में शहद-जल-नीबू का प्रयोग 3-4 बार कर सकते हैं। ताजा फलों का रस जैसे संगतरा, मौसमी, माल्टा, अनार का रस भी लिया जा सकता है। रात को सोने से पहले 4-5 खजूर दूध में उबालकर पी लें। इससे शरीर में बल बना रहेगा। अनाज का प्रयोग सर्वथा वर्जित है। परंतु अनाज के बिना रहा न जाए तो पतली खिचड़ी, मूँग की दाल सीमित मात्रा में ले लें।

अभ्यास हो जाने पर दिन में 4-5 बार मूत्रपान करें। रात के समय मूत्रपान न करें और जो बातें बताई गई हैं उनपर अमल करने का प्रयत्न करें। शीघ्र लाभ की आशा में या उतावलेपन में जल्दबाजी न करें, अपितु धैर्य से प्रयोग जारी रखें।

मूत्रपान से शरीर में एकत्र विषाक्त तत्त्व पेशाब, शौच और पसीने के द्वारा शरीर से बाहर निकलते हैं; क्योंकि मूत्र अंदर से शरीर की सफाई करता है, अवरोध दूर करके तथा शरीर की प्रक्रिया सामान्य करके नैरोग्य प्रदान करता है।

मूत्र से मालिश करने से मोटापा कम करने में विशेष सहायता मिलती है। पूरे शरीर पर मालिश किसी अन्य व्यक्ति से करवाएँ तो बेहतर होगा। मालिश के लिए 4-5 दिन पुराना मूत्र अधिक लाभप्रद होता है। इन अंगों पर विशेष रूप से मूत्र से मालिश करें—गरदन, पेट, कमर, जाँघ, पीठ का पिछला हिस्सा, पिंडलियाँ, कूल्हे आदि। यही वे अंग हैं जिन पर मांस अधिक जमा होता है।

यदि मूत्र-मालिश के दौरान शरीर पर पसीना आए तो उसे पोंछें नहीं, बल्कि उसे शरीर में ही सूखने दें। मालिश का दूसरा विकल्प भी है, परंतु इससे कम लाभ होगा और समय भी अधिक लगेगा। मूत्र में कपड़े की पट्टियाँ भिगोकर ऊपर वर्णित अंगों पर रखें; परंतु इन्हें शुष्क न होने दें, बल्कि इनपर मूत्र टपकाते रहें, ताकि प्रत्येक पट्टी तर रहे या पट्टियाँ बार-बार मूत्र में डुबोते और फिर अंगों पर रखते जाएँ। यह प्रक्रिया श्रमसाध्य है, अतः मालिश ही बेहतर तरीका है।

मालिश की प्रक्रिया समाप्त होने पर कम-से-कम 35-40 मिनट बाद स्नान करें। स्नान गरम या नल के ताजा जल से ही करें और शरीर को अच्छी तरह मलकर साफ करें; परंतु किसी साबुन, शैंपू या अन्य प्रसाधन सामग्री का प्रयोग न करें। सर्दी/ बरसात के मौसम में गरम पानी से ही नहाएँ।

गरमी के दिनों में शरीर का पानी और नमक का संतुलन बनाए रखें, जिसके लिए पेय पदार्थों में थोड़ा सा काला नमक मिला लें। हम दोबारा चेतावनी दे रहे हैं कि मूत्र चिकित्सा के दौरान चाय, कॉफी, कोका, अनाज, दालें, अंडा, मांस, मछली, बीयर, शराब या अन्य मादक पदार्थ, तंबाकू, दवाओं और ड्रग्स का सेवन पूर्णतया वर्जित है। जो पूरी तरह परहेज नहीं कर सकते उन्हें इस चिकित्सा का प्रयोग नहीं करना चाहिए। दूसरे, यदि आपकी अपनी आस्था, विश्वास और दृढ़ निश्चय नहीं है तो किसी के कहने पर भी यह प्रयोग न करें। यदि सीमा और बंधन के अंदर रहकर मूत्र चिकित्सा का प्रयोग किया जाएगा तो स्वास्थ्य तो सुधरेगा ही, मोटापा कम होने की संभावना भी बढ़ जाएगी।

यह प्रयोग लंबे समय तक, सतत और नियमित रूप से करना होता है। अतः शीघ्र लाभ की आशा न करें। वैसे कुछ समय बाद सुधार अवश्य नजर आने लगेगा, बशर्ते उपर्युक्त निर्देशों का पूरी तरह पालन किया जाए। हड़बड़ी, निराशा और अधकचरी जानकारी से हानि हो सकती है।

□

10

प्राणायाम और योगासन

प्राण हमारे जीवन का मूल आधार है, इसीलिए इसे जीवन-शक्ति कहा गया है। योग का अर्थ है 'चित्त वृत्तियों का निरोध', अथवा मन की भावनाओं पर नियंत्रण करना (योगश्चित्त वृत्ति निरोध:)। योग द्वारा मन में जो उथल-पुथल, भावनाओं का उद्वेलन होता है उनपर भी नियंत्रण पाया जाता है। इसका तीसरा अर्थ है—शोक और मृत्यु के भय से दूर रहकर आत्मा और परमात्मा का एकीकरण। योग के आठ अंग हैं—यम, नियम, आसन, प्राणायाम, प्रत्याहार, ध्यान, धारणा और समाधि। इसीलिए इसे 'अष्टांग योग' भी कहा गया है। प्राणायाम योग की ही एक विधि है, परंतु इसका अपना अलग महत्त्व है। वास्तव में दोनों विधियाँ देखने में अलग भले ही लगें, किंतु इनका आपस में घनिष्ठ संबंध है।

प्राणायाम

प्राणायाम से श्वास की प्रक्रिया पर नियंत्रण एवं उसका नियमन किया जाता है। प्राण के बिना जीवन की कल्पना भी नहीं की जा सकती, क्योंकि जीवन तभी तक है जब तक प्राण (श्वास) की प्रक्रिया चलती है। प्राण के नियमन के तीन अंग हैं—

1. पूरक, 2. कुंभक, 3. रेचक।

प्राणायाम की विविध प्रक्रियाओं में ऊपर लिखे तीनों पक्षों का अभ्यास किया जाता है, ताकि शरीर को स्वस्थ रखा जा सके और मन में उठनेवाली विभिन्न भाव-तरंगों पर नियंत्रण पाकर मन को वश में रखा जा सके। ये तीनों क्रियाएँ सभी योगासनों का अभिन्न अंग हैं।

प्राणायाम और योगासनों का परस्पर संबंध होते हुए भी दोनों की क्रियाएँ अलग-अलग हैं। यह भी सच है कि पूरक, कुंभक और रेचक (जो प्राणायाम के

अभिन्न अंग हैं) के बिना योग का कोई भी आसन अपूर्ण ही होगा, जबकि प्राणायाम में योग के आसनों का कोई महत्त्व या स्थान नहीं।

प्राणायाम के लाभ

★ श्वास-प्रश्वास की क्रिया सुधरकर नियमित होती है।

★ हृदय-गति सामान्य रहने से पूरे शरीर में रक्त-संचार समान रूप से होने के कारण सभी अंगों का पोषण होता है।

★ मस्तिष्क में उठनेवाले संकल्प-विकल्प, भावनाओं की उथल-पुथल, मन की चंचलता एवं नकारात्मक विचारों का शमन होता है और मन निर्मल व शुद्ध होता है। मस्तिष्क को नियमित रूप से रक्त-संचार होने से इसकी कार्यशैली और कार्यक्षमता में सुधार होता है।

★ शुद्ध प्राणवायु के शरीर में प्रवेश से और उसे अंदर रोकने से, अतिरिक्त एकत्र कैलोरी का व्यय हो जाने से बढ़ा हुआ वजन घटने लगता है तथा भविष्य में इसके बढ़ने की संभावना काफी कम हो जाती है।

★ सभी ज्ञान और कर्मेंद्रियों की कार्यक्षमता बढ़ जाती है, जैसे—नेत्र दृष्टि, सुनने, सूँघने, चखने, स्वेदन की प्रक्रिया तथा त्वचा की कांति में सुधार होता है।

★ प्राणायाम से शरीर, मन, मस्तिष्क, आत्मा, प्रकृति तथा परमात्मा में परस्पर निकटता और तालमेल स्थापित होता है।

★ मल, मूत्र व पसीना शरीर से सुचारु रूप से निकलते हैं, जिससे विजातीय, अहितकर और विषाक्त तत्त्वों का शमन होने लगता है।

★ कहा गया है कि प्राणायाम का अभ्यासी जितनी देर तक साँस रोकता है उसकी आयु भी उसी अनुपात में लंबी होती है।

★ पाचन व यकृत की प्रक्रिया में सुधार, हृदय-गति, श्वसन-क्रिया, रक्त-संचालन, मांसपेशियाँ, अंगों एवं नई कोशिकाओं के निर्माण से पूरे शरीर का प्राणायाम से जैसे कायाकल्प ही हो जाता है। मन में उल्लास बढ़ता है, काम करने में मन लगता है तथा मन की वृत्तियाँ नियंत्रित होने से नकारात्मक भावों का शमन होता है।

प्राणायाम के प्रकार और विधियाँ

इस प्रसंग में आठ मुख्य विधियों का उल्लेख किया गया है, जो इस प्रकार हैं—

1. सूर्य-भेदन या अनुलोम-विलोम प्राणायाम
2. उज्जायी
3. सीतकारी
4. शीतली
5. भस्त्रिका
6. पलाविनी
7. भ्रामरी
8. मूर्च्छा।

प्राणायाम से पूर्व की आवश्यक बातें

- ★ सूर्योदय से पूर्व उठकर शौचादि कर्मों से निवृत्त होकर प्राणायाम करें।
- ★ साफ, समतल जमीन पर कोई आसन बिछाकर सुखासन, कमलासन (पद्मासन) या सिद्धासन में बैठें (इन आसनों के बारे में जानकारी अगले पृष्ठों में इसी अध्याय में दी जा रही है)।
- ★ प्राणायाम के लिए पेट और नाक का साफ होना जरूरी है, अन्यथा पूरा लाभ नहीं मिल पाएगा। इसलिए यदि कब्ज हो तो रात को एक चम्मच त्रिफला चूर्ण दूध के साथ लें। नाक बंद हो तो नाक को साफ करें या कुनकुना पानी लेकर उसमें एक चुटकी नमक डालकर बारी-बारी से दोनों नासिकाओं में चढ़ाएँ और फिर जरा जोर लगाकर साफ कर लें।
- ★ तीनों आसनों में जो भी सुविधाजनक हो, उसमें बैठें। घर की खिड़कियाँ, दरवाजे खोल दें, ताकि ताजा और शुद्ध वायु अंदर आ सके। यदि प्राणायाम छत पर, खुले बरामदे या मैदान में हरी घास पर किया जाए तो अधिक लाभ होगा।
- ★ सिर, गरदन, कंधे, पीठ आदि को सीधा रखें, झुकाएँ नहीं, अन्यथा वायु को अंदर जाने में कठिनाई आएगी। बायाँ हाथ बाईं जाँघ पर और दायाँ हाथ दाईं जाँघ या घुटने पर रखें, परंतु दोनों बाजू एकदम सीधे रखें।
- ★ शरीर पर कम-से-कम और मौसम के अनुसार कपड़े पहनें, जो न ज्यादा ढीले हों और न ज्यादा तंग।

ऊपर लिखी बातों को पूरा करने के बाद प्राणायाम की विविध क्रियाएँ करने के लिए तैयार समझें। आगे दिए गए आसनों में से सुविधा के अनुसार कोई भी आसन प्राणायाम के लिए अपना सकते हैं। जिन लोगों की कमर, घुटने, पाँव आदि में दर्द हो वे कुरसी पर बैठकर प्राणायाम का अभ्यास कर सकते हैं। सबसे जरूरी

बात यह है कि जमीन या कुरसी पर बैठने में सहज भाव बना रहे और किसी प्रकार की असुविधा महसूस न हो।

पद्मासन

जमीन पर आसन बिछाकर बैठ जाएँ, दोनों टाँगें सामने की ओर फैलाकर रखें, पर टाँगों को सटाकर रखें। अब बाईं टाँग मोड़ें और दाहिनी जंघा पर रखें। फिर दाईं टाँग मोड़ें और बाईं जंघा पर रखें। इस बात का ध्यान रखें कि दोनों पाँवों की एड़ियाँ पेट के निचले भाग का स्पर्श करें। हाथों को दोनों जाँघों पर रखें—दायाँ हाथ दाईं और बायाँ हाथ बाईं जंघा पर रहें, घुटने जमीन को छुएँ; सिर, गरदन, कंधे

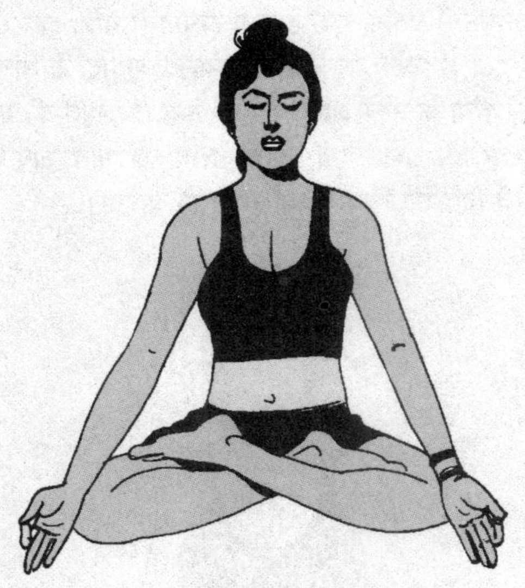

बिलकुल सीधे (90° पर) रहें। आँखें सामने की ओर सीधी रहें। यदि आप चाहें तो दोनों हाथों के अँगूठों से दोनों तर्जनी उँगलियाँ बिना दबाव दिए एक-दूसरे से स्पर्श कर सकते हैं।

शवासन

जमीन पर कोई चादर या कंबल बिछाकर पीठ के बल लेट जाएँ। दोनों बाजू दोनों ओर कमर से सटे रहें, पाँव के बीच कुछ फासला रखें, ताकि वे एक-दूसरे को स्पर्श न करें। हाथों की उँगलियाँ स्वाभाविक रूप से (बिना दबाव के) एक-दूसरे का स्पर्श करती रहें, हथेलियाँ जमीन का स्पर्श करती रहें। अपने शरीर के समस्त अंगों को ढीला छोड़ दें और तनाव-रहित मन:स्थिति में आने का प्रयत्न करें। यह

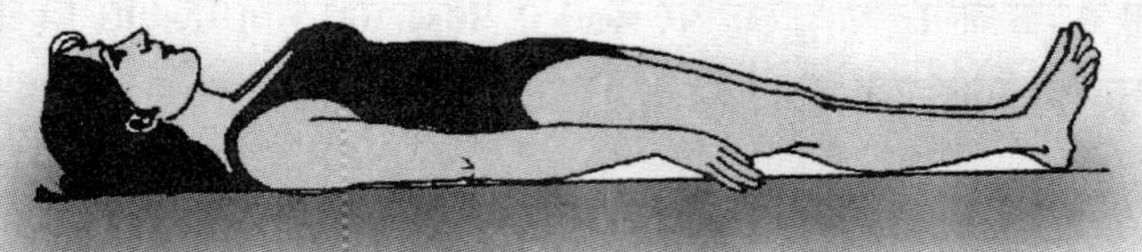

आसन ध्यान, साधना, एकांत चिंतन, मन की एकाग्रता, शरीर के शैथिल्य तथा थकान मिटाने के लिए श्रेष्ठ है। जब भी तनावग्रस्त, उद्विग्न या चिंतित हों, इस आसन का अभ्यास अवश्य करें।

सिद्धासन

जैसे कमलासन में बताया गया है उसी स्थिति में बैठें। हाथ से बाएँ पाँव को पकड़कर उसकी एड़ी अंडकोश के बीचवाले स्थान तथा गुदा के बीच रखें। आपका पाँव उसी पाँव की जंघा के नीचे आना चाहिए। अब दाएँ पाँव की एड़ी मूत्रेंद्रिय के ऊपरवाली जगह पर इस प्रकार रखें, ताकि तलवे का भाग जाँघ और घुटनेवाले स्थान पर रहे। नीचे दिए गए चित्र से यह स्पष्ट हो जाएगा।

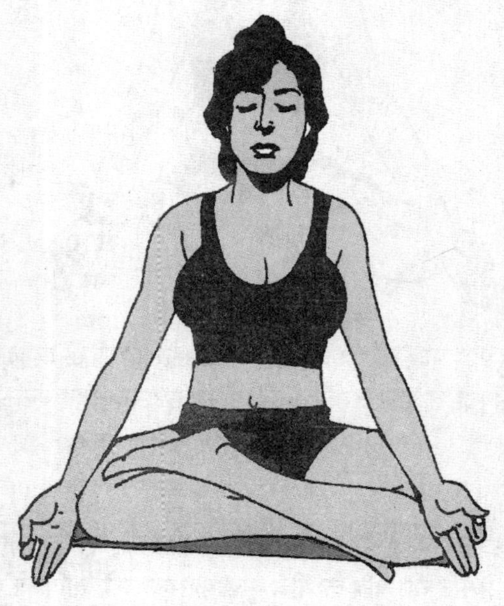

ऊपर दिए गए तीनों आसन—ध्यान, साधना, प्राणायाम विभिन्न योगासनों की पहली सीढ़ी हैं। यदि कोई अन्य आसन न भी कर सकें तो तीनों में से किसी एक आसन में बैठकर शरीर, मन और मस्तिष्क की वृत्तियों पर काबू पाया जा सकता है।

अष्टांग प्राणायाम की विधियाँ

प्राणायाम की आठ विधियों में तीन या दो प्रक्रियाएँ समान हैं, जैसे—ताजा और शुद्ध वायु फेफड़ों में भरना, प्राण को यथाशक्ति भीतर रोककर रखना और घुटन का अनुभव होने से पहले ही प्राणवायु को धीरे-धीरे नाक द्वारा बाहर निकालना। इन्हीं तीनों प्रक्रियाओं के तकनीकी (क्रमशः) नाम हैं—पूरक, कुंभक और रेचक, जो प्राणायाम के मूल आधार हैं।

शरीर, मन और मस्तिष्क—तीनों का हमारे जीवन, दिनचर्या अथवा जीवन-शैली से अभिन्न संबंध है। जब ये तीनों मिलकर पूरे सहयोग से काम करते हैं, तभी पूरी तरह व्यक्ति स्वस्थ कहा जाता है। जहाँ तक मोटापे का संबंध है, प्राणायाम से इन तीनों तत्त्वों का शोधन एवं परिमार्जन हो जाने से मोटापे की समस्या का आधा समाधान हो जाता है। उदाहरण के लिए—जब भूख लगती है तो मन इंद्रियों को भोजन की व्यवस्था करने का आदेश देता है। यह आदेश जब मस्तिष्क तक पहुँचता है तो खाने की इच्छा का विश्लेषण होता है—क्या भक्ष्य-अभक्ष्य, क्या स्वास्थ्य के लिए उपयोगी है, क्या हानिकर, क्या पसंद है और क्या नहीं आदि विषयों पर मन अपनी विवेक-शक्ति का प्रयोग करके समुचित निर्णय लेता है और शरीर को उचित भोजन-व्यवस्था का आदेश मन द्वारा दिया जाता है। इस तर्क के आधार पर कह सकते हैं कि प्राणायाम के सभी उपांग मिलकर स्वस्थ शरीर, मन और मस्तिष्क प्रदान करते हैं। इसी कारण इसकी इतनी महत्ता है।

सूर्य-भेदन या अनुलोम-विलोम प्राणायाम

दाईं नासिका को सूर्य-नाड़ी और बाईं को चंद्र-नाड़ी कहा जाता है। दाईं से गरम वायु और बाईं से ठंडी वायु निकलती है। इस प्रक्रिया में श्वास को सूर्य-नाड़ी से फेफड़ों के अंदर भरा जाता है।

बताए गए तीनों आसनों में जो भी सुविधाजनक हो उसी में बैठें, सिर से कमर तक का भाग सीधा रखें। दाएँ हाथ की तर्जनी उँगली से बाईं नासिका बंद करें और दाहिनी नासिका से श्वास फेफड़ों में भरें। अब दाईं नासिका बंद करके श्वास को अपनी शक्ति के अनुसार रोककर रखें। जब साँस रोकना संभव न हो तो इसे धीरे-धीरे बाईं नासिका से निकाल दें। ऐसा पाँच-छह बार करें। यह प्राणायाम सर्दी के दिनों में ही करें। इससे शरीर में उष्णता बढ़ती है, शरीर की वसा कम होती है, शरीर का ढीलापन घटता है, मानसिक और शारीरिक थकान कम होती है, स्मृति तेज होती है। यह अभ्यास सभी लोग कर सकते हैं।

उज्जायी

इस प्राणायाम में वायु को अंदर रोका नहीं जाता, अर्थात् केवल पूरक और रेचक किया जाता है। दोनों नासिका छिद्रों से वायु फेफड़ों में भरें और बिना अंदर रोके उसे बलपूर्वक बाहर निकाल दें। साँस को बाहर निकालते समय वैसी ध्वनि होनी चाहिए जैसी कि निद्रा में साँस लेते समय होती है। यह प्रक्रिया बैठे, चलते, लिखते-पढ़ते हुए भी की जाती है और सभी आयु के लोग इसका अभ्यास कर सकते हैं। इस प्राणायाम द्वारा पाचक रसों में वृद्धि होने से भूख लगती है, कब्ज दूर होने से पाचन सुधरता है तथा श्वास रोग दूर होते हैं।

सीतकारी

इस प्राणायाम को करते हुए 'सी-सी' की आवाज होती है। किसी उपयुक्त आसन में बैठें, जीभ को दाँत की दोनों पंक्तियों से थोड़ा सा बाहर निकालकर इतना हलका दबाव दाँतों से दें कि साँस मुँह से आसानी से ली जा सके और जीभ आगे-पीछे न हो सके। होंठों को खुला रखें। अब मुँह से लंबी साँस लें और साँस लेते हुए 'सी' की आवाज होनी चाहिए। साँस को फेफड़ों के भीतर अपने सामर्थ्य के अनुसार रोके रखें। जब साँस घुटने लगे तो धीरे-धीरे नाक से बाहर निकाल दें। यह प्रक्रिया गरमी के दिनों में ही करें। इससे शरीर की अनावश्यक गरमी घट जाती है, शरीर में शीतलता आती है, पित्त का शमन होता है, भूख लगती है और शरीर में चुस्ती आती है, दाँत सुदृढ़ होते हैं, शरीर की त्वचा में निखार और कांति बढ़ जाती है।

शीतली

किसी सुविधाजनक आसन में बैठें। जीभ को इतना गोलाकार करें जैसे कौए की चोंच होती है। जीभ को होंठों से थोड़ा सा बाहर रखें। अब इसी गोलाकार जीभ से साँस फेफड़ों के अंदर भरें और मुँह बंद करके साँस को यथाशक्ति अंदर रोकने का प्रयत्न करें। असुविधा होने पर बाहर निकाल दें। यह क्रिया प्रायः सभी प्रकार के रोगों में लाभदायक मानी गई है। इससे पेट के अनेक रोग दूर होते हैं।

भस्त्रिका

भस्त्रिका लोहार की धौंकनी को कहते हैं, इसीलिए इस प्राणायाम का यह नाम पड़ा है। किसी सुविधाजनक आसन में बैठ जाएँ। इस प्राणायाम में साँस को अंदर रोका नहीं जाता, अपितु अंदर करके उसी क्षण बाहर निकाल दिया जाता है। नाक से त्वरित गति से साँस अंदर भरने के बाद उसी समय बाहर निकाल दें। यानी

साँस के भरने और निकालने का क्रम तेज गति से किया जाता है, ठीक वैसे ही जैसे लोहार की धौंकनी चलती है।

पलाविनी

उपयुक्त आसन में बैठकर फेफड़ों में यथाशक्ति वायु भरें, फिर श्वास को बाहर निकालें। साँस छोड़ने के बाद दोनों हाथों से पेट को दबाएँ। इस क्रिया को अपने सामर्थ्य और शक्ति के अनुसार बार-बार करें। इस प्राणायाम की क्रिया से पेट कम होता है, पेट और कमर के गिर्द जो मांस बढ़ा होता है वह रोजाना अभ्यास करने से कम होता है, छाती चौड़ी होती है, विषाक्त तत्त्व नष्ट होते हैं, बवासीर का रोग दूर होता है, नाक की बदबू दूर होती है, पाचन सुधरता है, भूख और प्यास पर भी नियंत्रण होता है। श्वास क्रिया सामान्य होने से हृदय की गति भी नियमित होती है।

भ्रामरी

इस प्राणायाम में भौंरे या भ्रमर के समान आवाज निकलने से इसका यह नामकरण किया गया है। सुखासन/कमलासन में बैठकर बाईं नासिका से वायु फेफड़ों में भरें और साँस अंदर भरते समय नाक से ऐसी आवाज निकालें जैसी कि भ्रमर की होती है। अब साँस को यथाशक्ति अंदर रोकें और फिर दाहिनी नासिका से साँस बाहर निकाल दें। (यह क्रिया आचार्य भगवान् देव द्वारा उल्लिखित है।)

कनखल निवासी स्वामी रामदेव ने इस क्रिया को थोड़े अंतरभेद से प्रस्तुत किया है। उनके अनुसार, 'श्वास पूरा अंदर भरकर मध्यमा उँगलियों से नासिका के मूल में आँख के पास से दोनों ओर थोड़ा दबाएँ, मन को आज्ञाचक्र में केंद्रित रखें। अँगूठों से दोनों कानों को पूरा बंद कर लें। अब भ्रमर की भाँति गुंजन करते हुए नाद रूप में ओ३म् का उच्चारण करते हुए श्वास को बाहर छोड़ दें। पुनः इसी प्रकार आवृत्ति करें। इस प्रकार यह प्राणायाम कम-से-कम तीन बार अवश्य करें। अधिक-से-अधिक 11 से 21 बार तक भी किया जा सकता है।'' (स्वामी रामदेव की पुस्तक 'प्राणायाम रहस्य' से साभार उद्धृत।)

इस प्राणायाम से हृदय रोग, उच्च रक्तचाप, मानसिक उत्तेजना, उद्वेग, तनाव आदि लक्षण दूर होते हैं।

मूर्च्छा

प्रत्येक व्यक्ति इस क्रिया को नहीं कर सकता, कारण कि बिना योग-गुरु के इसे कर पाना कठिन है, इसीलिए इसके विषय में लिखा नहीं जा रहा।

षट्कर्म में कपालभाती का स्थान

यम-नियम (जो अष्टांग योग के प्रथम दो सोपान हैं) से शरीर की आंतरिक और बाह्य सफाई की जाती है। षट्कर्म भी शरीर की शुद्धि का साधन है, जिसके लिए छह क्रियाएँ आवश्यक हैं; यथा—धौती, वस्ति, नेती, त्राटक, नौली और कपालभाती। आजकल कपालभाती का बहुत गुणगान हो रहा है और इसके अनेक लाभ भी गिनाए जा रहे हैं, अत: यहाँ केवल कपालभाती के विषय में ही चर्चा करेंगे, क्योंकि दावा किया जाता है कि इस विधा के निरंतर अभ्यास से अन्य अनेक लाभों के अतिरिक्त, विशेषकर पेट और शरीर के अन्य अंगों से मोटापा कम किया जा सकता है। कपालभाती मोटापा कम करने का अचूक साधन है। कुछ विद्वानों ने इसका अभ्यास अनुलोम-विलोम प्रक्रिया (Alternate nostril breathing method) की तरह करने और कुछ ने भस्त्रिका की तरह करने की अनुशंसा की है। कनखलवासी स्वामी रामदेव ने विभिन्न शिविरों में आयोजित कार्यक्रमों द्वारा इस अभ्यास को नए रूप में प्रस्तुत करके यह सिद्ध करने का प्रयत्न किया है कि इसके अनेक लाभ हैं, जिनमें से मोटापा कम होना, वजन घटना आदि मुख्य लाभ हैं। उन्हीं की व्याख्या पर आधारित विवरण (जो कि तर्क और युक्तिसंगत प्रतीत होता है) हम प्रस्तुत कर रहे हैं।

कपालभाती का अर्थ है—मस्तक पर तेज और आभा का बढ़ना। यह आसन भस्त्रिका से जरा भिन्न है, कारण कि कपालभाती में बलपूर्वक साँस बाहर निकालने पर जोर दिया जाता है; परंतु भस्त्रिका पर साँस भीतर लेने और बाहर निकालने (अर्थात् पूरक व रेचक) पर एक समान ध्यान दिया जाता है। वैसे साँस को दोनों प्राणायामों में भीतर रोका (कुंभक) नहीं जाता और यही दोनों में समान तत्त्व है। दूसरा अंतर यह है कि कपालभाती में भीतरी श्वास बलपूर्वक बाहर फेंका जाता है और इस अवस्था में जो वायु सामान्य रूप से (बिना प्रयत्न के) शरीर में स्वत: प्रविष्ट होती है, उसे अंदर आने दिया जाता है; जबकि भस्त्रिका में साँस भीतर लाकर (पूरक) उसे तुरंत बाहर उसी गति से बाहर फेंक दिया जाता है।

विधि—पद्मासन या सिद्धासन में से जो भी आसान सुविधाजनक लगे, बैठ जाएँ। अब श्वास को नाक द्वारा बलपूर्वक बाहर छोड़ें, परंतु छोड़ने के दौरान साँस अंदर प्रयत्नपूर्वक न लें। वैसे स्वाभाविक और सहज रूप से जो श्वास अंदर आता है, उसे आने दें, अपितु अपना पूरा ध्यान श्वास को छोड़ने पर ही केंद्रित करें। अब नाक से श्वास इस प्रकार निकालें जैसे कि आप नाक साफ करते हुए करते हैं। बेहतर होगा, अभ्यास करने से पहले नाक को भली प्रकार साफ कर लें।

अभ्यास के दौरान नाक से पानी या गाढ़ा श्लेष्मा भी निकल सकता है, जिसे रूमाल से पोंछकर अभ्यास फिर से आरंभ कर दें। अभ्यास के दौरान आपका पेट स्वयमेव फैलेगा और सिकुड़ेगा। यह प्राणायाम कम-से-कम 5 मिनट तक करें। आरंभ में कंधे, कमर आदि में खिंचाव या दर्द हो सकता है, जो कालांतर में स्वतः दूर हो जाएगा।

यदि यह प्राणायाम लगातार न कर सकें या थक जाएँ तो थोड़ी देर विश्राम के बाद पुनः शुरू कर दें। दावा किया जाता है कि साँस की एक प्रक्रिया से 1 ग्राम वजन कम हो जाता है। पाठकगण इस प्राणायाम का अभ्यास करके स्वयं इस दावे की सत्यता को परख सकते हैं। इस प्राणायाम से अंत:स्रावी ग्रंथियों की कार्यक्षमता में सुधार होने की बात भी कही गई है।

यदि कोई अन्य प्राणायाम न कर सकें तो कम-से-कम कपालभाती प्राणायाम के नित्य और नियमित अभ्यास से काफी हद तक मोटापा कम किया जा सकता है; परंतु शरीर की शक्ति, बल, सामर्थ्य का भी ध्यान रखें।

कपालभाती प्राणायाम के लाभ

★ साँस और नाक के रोग, जैसे—साइनस, श्वासावरोध, कफ, दमा, एलर्जी आदि दूर होकर मिट जाते हैं।

★ दिल, दिमाग और फेफड़ों से संबंधित रोग दूर होते हैं।

★ मणिपूर, स्वाधिष्ठान और मूलाधार चक्रों को बल मिलने से उन सबकी क्रिया में सुधार होता है।

★ गुरदे और प्रोस्टेट ग्रंथि के रोग समाप्त हो जाते हैं।

★ मोटापा कम होता है; पेट, कमर, कूल्हों से मांस छँटता है और शरीर सुडौल बनता है। कुछ लोगों ने इस अभ्यास से एक महीने में 4-8 कि.ग्रा. तक वजन कम करने की बात कही है।

★ मधुमेह, पेट में गैस, खट्टी या कड़वी डकार आदि विकार नष्ट हो जाते हैं और पाचन सुधरता है।

★ डिप्रेशन, चिंता, नकारात्मक विचार नष्ट होने से मन प्रसन्न रहता है।

★ कब्ज, चाहे कितना ही पुराना हो, दूर हो जाता है।

★ अग्न्याशय, जिगर, तिल्ली, पेट, आँतों आदि से संबंधित रोग दूर हो जाते हैं।

गरमी के दिनों में और जिनमें पित्त की अधिकता है, वे लोग इस प्राणायाम को रोजाना लगभग दो मिनट तक ही करें।

योगासन

वैसे तो योगासन में अनेक यौगिक आसनों का विस्तार से वर्णन किया गया है, परंतु जहाँ तक मोटापे का प्रश्न है वहाँ मुख्य रूप से आगे उल्लिखित आसनों को मोटापा कम करने में सहायक माना गया है। परंतु ऐसा नहीं कि इनमें से केवल एक या दो आसनों का अभ्यास करने से ही समस्या का पूरी तरह समाधान हो जाएगा। वास्तविकता तो यही है कि मोटापे का प्रभाव पूरे शरीर पर तो दृष्टिगत होता ही है, बाजू, कमर, पेट, जाँघों आदि पर भी इसका विशेष प्रभाव पड़ता है। इसीलिए आप जब दिए गए योगासनों का अध्ययन करने के बाद उपयुक्त आसनों का अभ्यास करेंगे तो हमारी कही गई बात से संतुष्ट हो जाएँगे।

प्रत्येक योगासन के अपने-अपने गुण और लाभ हैं, परंतु कुल मिलाकर सभी का अंत्य लक्ष्य पूरे शरीर को ही स्वस्थ करना है; हालाँकि कतिपय अंग विशेष अधिक लाभान्वित भी होते हैं। इसीलिए योगासनों द्वारा पूरे शरीर को नीरोग रखना ही मुख्य उद्देश्य है। जब पूरा शरीर स्वस्थ होगा तो मोटापा भी कम होगा, क्योंकि मोटापा भी कई अस्वस्थ शारीरिक लक्षणों का एक परिणाम है। जब कारण और लक्षण दूर हो जाएँगे तो मोटापा भी स्वत: ही कम होने लगेगा।

मोटापा कम करने के लिए मुख्यत: निम्नलिखित आसन मुख्य माने गए हैं—

1. महावीरासन
2. खगासन
3. चक्रासन
4. धनुरासन
5. भुजंगासन
6. वज्रासन
7. पश्चिमोत्तानासन
8. मृगासन।

नोट : *प्रारंभ में प्रत्येक व्यक्ति हर आसन को नहीं कर सकता। जैसे-जैसे अभ्यास बढ़ता जाएगा, शरीर में लचक भी बढ़ने लगेगी। अत: हठ या जबरदस्ती न करें। जितनी देर आसन आराम से और जितनी पूर्णता से कर सकते हैं, अपने शरीर की क्षमता को ध्यान में रखते हुए ही करें। प्रत्येक आसन के साथ जो निर्देश दिए गए हैं और किन व्यक्तियों को कुछ आसन विशेष नहीं करने चाहिए, उन तथ्यों पर पूरा अमल करें। बेहतर होगा, शुरू में किसी योगाचार्य से अपने रोग की समस्याओं को बताकर पूरी जानकारी ले लें। जो नियम प्राणायाम शुरू करने से पहले जरूरी हैं वे योगासनों पर भी लागू होते हैं।*

मोटापा केवल प्राणायाम और योगासनों के अभ्यास मात्र से ही एक या दो दिन में कम नहीं हो जाएगा। इन दोनों पद्धतियों के साथ संतुलित और पौष्टिक भोजन, वसा, चीनी, मांस-मछली, शराब-बीयर, तला भोजन, बाजार में बननेवाले पिज्जा फास्ट फूड, चॉकलेट, कॉफी, चाय, मादक दवाएँ / ड्रग्स, स्टेरॉयड और हारमोन्स पर भी नियंत्रण होना जरूरी है। साथ ही निरंतर, नियमित श्रम और व्यायाम, समय पर उचित आहार, समय पर आराम, छह घंटे निर्बाध नींद, दिन में न सोना, समय का सदुपयोग, जीवन-शैली में समुचित बदलाव, सकारात्मक सोच, सात्त्विक ताजा-शुद्ध, शीघ्र पचनेवाला आहार, नियमित जीवन आदि पक्ष भी उतने ही आवश्यक हैं।

आजकल भ्रामक व खर्चीले क्रैश डायट, क्रैश-वेट, रिड्यूसिक कोर्स, जिम, स्पा, मसाज पार्लर, स्टीम या सोना बॉथ आदि रुपयों के आधार पर वजन करने के दावे आपका धन, समय और स्वास्थ्य नष्ट करने के प्रलोभनकारी दावे हैं। इनसे आपका भला तो शायद ही हो, विज्ञापनदाताओं का भला और लाभ अवश्य होगा। इसलिए प्रकृति पर निर्भर रहें, भ्रामक शब्दों और डींग हाँकनेवाले दावों से भ्रमित न हों।

महावीरासन

इस आसन का नामकरण हनुमानजी के नाम पर किया गया है। बिलकुल सीधे खड़े हो जाएँ और दोनों पाँवों में 3 फीट का अंतर रखें। दोनों हाथों की मुट्ठियाँ बंद करें और बाँहों को ऊपर उठाएँ। इसके बाद प्रत्येक पैर पर दबाव बनाते हुए दोनों पाँवों पर कूदना शुरू करें, यानी एक बार आगे जाएँ, दुबारा पीछे। दोनों होंठों को भींचकर बंद रखें और नाक से ही साँस लें। कूदने का क्रम अपनी शक्ति और सामर्थ्य के अनुसार जारी रखें। यदि इस दौरान थकान लगने लगे तो थोड़ी देर आसन बंद कर दें और विश्राम कर लें। जब अवस्था सामान्य हो जाए तो पुनः शुरू कर दें।

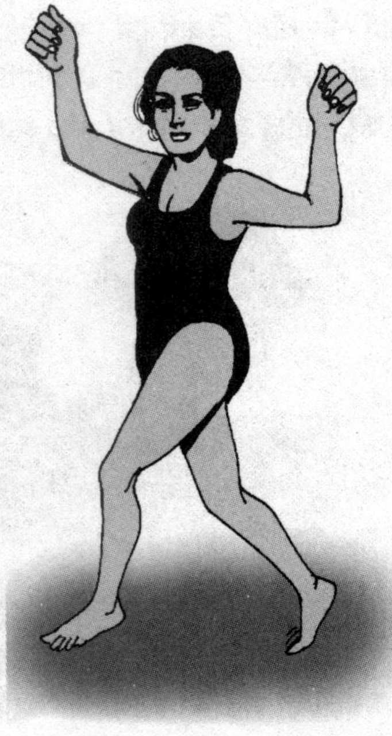

इस आसन से कमर का अतिरिक्त मांस कम होता है, टाँग-पाँव-जंघा-पिंडलियाँ मजबूत और बलिष्ठ होती हैं, कद लंबा होता है, शरीर सुदृढ़ होता है, छाती चौड़ी होती है, पूरे श्वसन संस्थान की कार्यशीलता और क्षमता में सुधार होता है, यौन क्षमता बढ़ती है (विशेषकर पुरुषों की), महिलाओं का मासिक धर्म नियमित होता है और रुका हुआ रज:स्राव पुनः नियमित हो जाता है, रक्त-संचालन में सुधार होने से हृदय की प्रक्रिया सुधरती है।

उच्च रक्तचाप, हृदय रोग, ऑर्थराइटिस, घुटने में दर्द होने, गर्भावस्था की स्थिति में चिकित्सक और योगाचार्य से परामर्श लेने के बाद ही यह आसन करें।

खगासन

जमीन पर पालथी मारकर बैठें, दोनों बाजू टाँगों व एड़ियों के बीच रखें और एड़ियों को पाँव की उँगलियों की मदद से ऊपर रखें। अब दोनों हथेलियाँ अपनी छाती की सीध में धरती पर रखें। ऐसा करते समय ध्यान रखें कि आपकी हथेलियाँ कंधों से ऊपर न जाने पाएँ। अब बीच का भाग और कंधों से गरदन यथासंभव ऊपर उठाने का प्रयत्न करें और पाँव की उँगलियों पर भी दबाव बनाए रखें; परंतु आगे का भार हथेलियों पर ही पड़े और गरदन उठी हो तथा नजर सीधी रहे। इस स्थिति में आधा से एक मिनट या शक्ति के अनुसार स्थित रहें। इसके बाद पूर्व स्थिति में आ जाएँ और थोड़ा विश्राम करें। यह आसन हर बार तीन या इससे अधिक बार किया जा सकता है—अवधि आधा से एक मिनट प्रति व्यायाम। इसे एक ही साँस में कभी न करें, अपितु बीच-बीच में कुछ अंतराल अवश्य रखें।

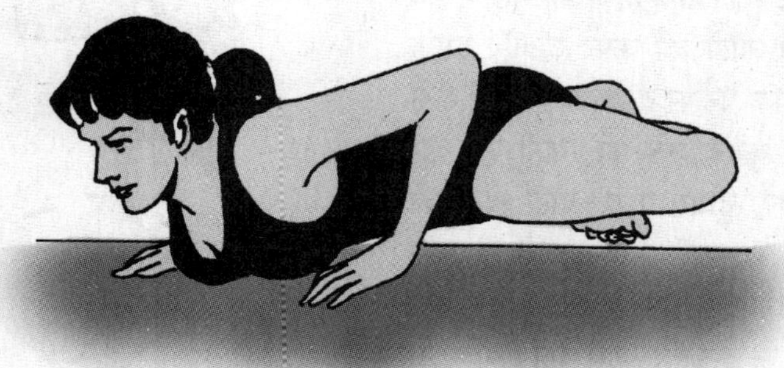

वृद्ध, अति रुग्ण, गर्भवती महिलाएँ यह आसन न करें। जिनके हाथ, पाँव, बाजू एवं टाँगों में दर्द रहता हो वे भी इस आसन को न करें। इससे पेट का बढ़ा मांस कम होता है, रीढ़ की हड्डी लंबी और लचीली होती है, इसकी टेढ़ी और बेढब

शक्ल सुधरती है। अन्य आसनों की तरह यह आसन भी खाली पेट ही करना चाहिए। सामान्य रूप से इस आसन से हाथ, बाजू एवं कंधे मजबूत होते हैं और अतिरिक्त मांस भी छँट जाता है।

चक्रासन

किसी साफ और समतल स्थान पर कंबल या मोटी चादर बिछाकर पीठ के बल लेट जाएँ। लेटने के बाद धीरे-धीरे शरीर का मध्य भाग उठाना शुरू करें। हथेलियाँ अंदर और तलवे जमीन पर टिके रहें। बाँहों को सीधा रखें और घुटने कोन के आकार में रहें, परंतु झुकने न पाएँ। गरदन और सिर दोनों बाँहों के मध्य में हों और नजर सीधी रखें। इस स्थिति में (अर्ध-चक्राकार स्थिति में) जितनी देर आराम से रुक सकते हैं, रुकें। फिर धीरे-धीरे आसन प्रारंभ करने की पूर्व स्थिति में आ जाएँ और थोड़ी देर विश्राम करने के बाद इसी क्रम से 2-3 बार या अपने सामर्थ्य के अनुसार आवृत्ति करें।

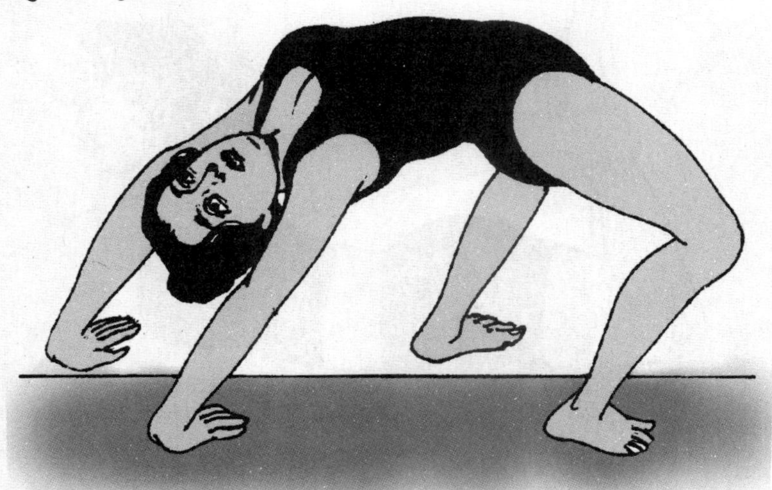

इस आसन से हाथ, पाँव, टाँगें, पेट, कमर, कूल्हों का व्यायाम होने से शरीर से मेद का क्षरण होने लगता है और वजन घटता है। विशेष रूप से पेट से मोटापा कम होता है, जोड़ों का दर्द कम होता है, रीढ़ की हड्डी लचकदार हो जाती है, पाचन क्रिया सुधरती है, शरीर में स्फूर्ति और लचीलापन आता है, मुख की कांति बढ़ती है, बुढ़ापे में भी शरीर झुकता नहीं है।

गर्भवती महिलाएँ इस आसन का अभ्यास न करें, वृद्ध पुरुष और जिन लोगों

को कमर में दर्द रहता है, जिनकी हड्डियाँ कमजोर हैं या फ्रैक्चर है, वे भी इस आसन को न करें।

धनुरासन

इस आसन का यह नामकरण इसलिए हुआ है कि आसन करते समय शरीर की आकृति धनुष के समान हो जाती है। जमीन पर पेट के बल लेट जाएँ। टाँगों को घुटनों से मोड़ें, फिर गरदन व धड़ का हिस्सा धीरे-धीरे ऊपर उठाएँ और हाथों से दोनों टखनों को दबाकर पकड़ लें। अब पाँव और हाथों की मदद से शरीर को इस प्रकार खींचें कि दोनों एक सीध में आ जाएँ और धनुष का आकार बन जाए। इस अंतिम स्थिति में जितनी देर रुक सकते हैं, रुकें। फिर धीरे-धीरे हाथों की पकड़ ढीली कर दें और आसन से पूर्व की स्थिति में आ जाएँ, शरीर को एकदम ढीला छोड़कर कुछ देर विश्राम करें और पुनरावृत्ति दो-तीन बार करें।

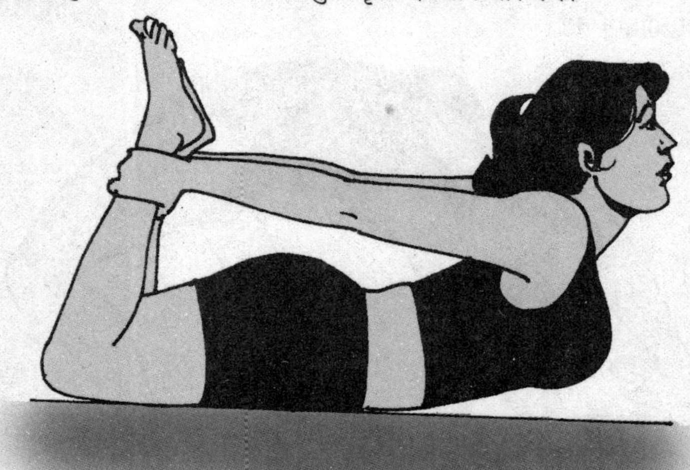

इस आसन से पेट और कमर की चरबी घटती है; बाँहें-टाँगें मजबूत होती हैं। वायु, अफारा, गैस, अजीर्ण, कब्ज आदि लक्षण दूर होकर पाचन सुधरता है। वक्ष चौड़ा होता है, आँतें मजबूत होती हैं और दृष्टि में भी सुधार होता है, कमर दर्द में भी आराम होता है, रक्त-संचार सुधरने से पूरे शरीर को रक्त बखूबी मिलता है। गर्भवती महिलाएँ यह आसन न करें।

यह आसन काफी हद तक सर्पासन या भुजंगासन से मिलता-जुलता है। यह भुजंगासन का ही विस्तृत रूप है। अत: इसमें भुजंगासन के सभी लाभ प्राप्त होते हैं।

भुजंगासन

अंतिम स्थिति में इस आसन की आकृति (फनदार) साँप की तरह हो जाने के कारण इस आसन का नाम 'सर्पासन' रखा गया है। धनुरासन के समान ही पेट के बल जमीन पर लेट जाएँ। दोनों बाजू कमर के दोनों ओर समानांतर रखें। पाँव जमीन पर रखते हुए टाँगें पूरी तरह तानकर रखें। दोनों बाँहें छाती के पास लाएँ। अब धीरे-धीरे गरदन ऊपर उठाना शुरू करें, ताकि आगे का सारा भार सीधे खड़े हुए बाजुओं पर आ जाए। कोहनियों को झुकने न दें और कंधों से हाथों तक बाजू खड़े रखें। इस शरीर का भार पेट और बाँहों पर आ जाएगा। पेट और नाभि धरती से सटे रहें, गरदन को ऊपर इस तरह उठाएँ जैसे कि सर्प अपना फन उठाता है। इस स्थिति में यथाशक्ति स्थिर बने रहें, थकावट होने पर पूर्व स्थिति में आ जाएँ, कुछ विश्राम करें और पुनः यही क्रिया दोहराएँ।

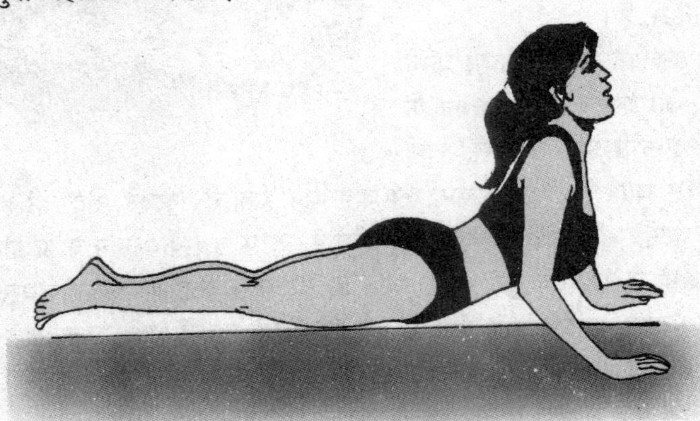

पेट से मोटापा कम होता है, रीढ़ की हड्डी का टेढ़ापन दूर होकर रक्त-संचार सुधरता है, मासिक धर्म संबंधी अनेक रोग दूर होते हैं, अग्न्याशय से इंसुलिन का स्राव बढ़ने से मधुमेह रोग में लाभ पहुँचता है, हाथ-बाजू-कोहनी-कंधे मजबूत होते हैं, दृष्टि सुधरती है, गरदन के गिर्द का मांस कम होता है, पेट की मांसपेशियाँ मजबूत होती हैं और पाचन-क्रिया सुधरती है। गर्भवती महिलाएँ यह आसन न करें। कालांतर में इस आसन से कमर दर्द में भी आराम मिलता है और टाँगें भी मजबूत होती हैं। धनुरासन करनेवालों को यह आसन करने की आवश्यकता नहीं।

वज्रासन

इस आसन के अभ्यास से शरीर वज्र (पत्थर) के समान सुदृढ़ हो जाने के कारण इसका यह नाम रखा गया है। केवल यही एक आसन है जो भोजन करने के

बाद (यानी 35-40 मिनट बाद) भी किया जा सकता है। कुछ विद्वान् इसे 'वीरासन' भी कहते हैं।

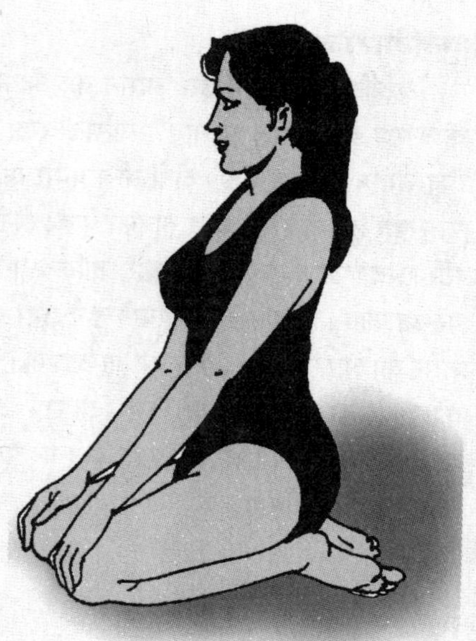

भूमि पर घुटने टेककर बैठ जाएँ। पिंडलियाँ जाँघों से सटी रहें, कूल्हे एड़ियों पर स्थिर रहें और पाँव के तलवे बाहर की ओर रहें। कमर और गरदन सीधी रखते हुए हथेलियाँ घुटनों पर बिना झुकाए या मोड़े सीधी रखें। यह आसन ठीक वैसे ही है जैसे मुसलमान भाई नमाज पढ़ते समय बैठते हैं।

इस आसन को भोजन करने के 35-40 मिनट बाद (भोजन के तुरंत बाद कभी नहीं) करने से भोजन शीघ्र पच जाता है, गैस या वायु का बहिर्गमन होता है; गरदन, रीढ़ की हड्डी, कमर, घुटने, जाँघें, पाँव आदि मजबूत होते हैं; शरीर वज्र के समान कड़ा होता है, उक्त अंगों से संबंधित रोग दूर हो जाते हैं, पेट कम होता है, पाचन सुधरता है। आसन समाप्त करने के बाद पाँवों, टखनों, पिंडलियों, घुटनों आदि पर मालिश करने से दर्द और कड़ापन दूर होता है। सरसों के तेल में थोड़ा सा नमक मिलाने से यह अंगों में शीघ्रता से और गहराई तक प्रवेश करता है।

पश्चिमोत्तानासन

जमीन पर बैठें और दोनों टाँगें आगे फैला दें। अब कमर से शरीर को आगे झुकाते हुए दोनों हाथों से दोनों पाँवों के अँगूठे पकड़ने का यत्न करें। शुरू-शुरू में ऐसा करने में कठिनाई हो सकती है; परंतु जैसे-जैसे शरीर में लोच आएगा, ऐसा करना आसान लगेगा। किसी भी हालत में जोर-जबरदस्ती या हठ से काम न लें, प्रकृति को सामान्य कार्य करने का समय और अवसर दें। कुछ योगाचार्य इसी आसन के दौरान नाक से घुटने छूने की भी सलाह देते हैं। परंतु यह आगे की सीढ़ी है, अतः शुरू में जैसा पहले करने को कहा गया है वैसा ही करें।

झुकते समय श्वास को बाहर निकालें। जब तक झुकें, श्वास रोके रहें। जब श्वास को रोकना कठिन लगे तो धीरे-धीरे ऊपर आते हुए श्वास भी धीरे-धीरे अंदर

भरें। गर्भवती महिलाएँ यह आसन न करें। कमर दर्दवाले भी इसे न करें।

इस आसन से पेट, कमर और कूल्हों की चरबी घटती है, कमर पतली होती है, पेट का आकार भी कम होता है। नाड़ियों का शोधन होने से कब्ज और अपच के

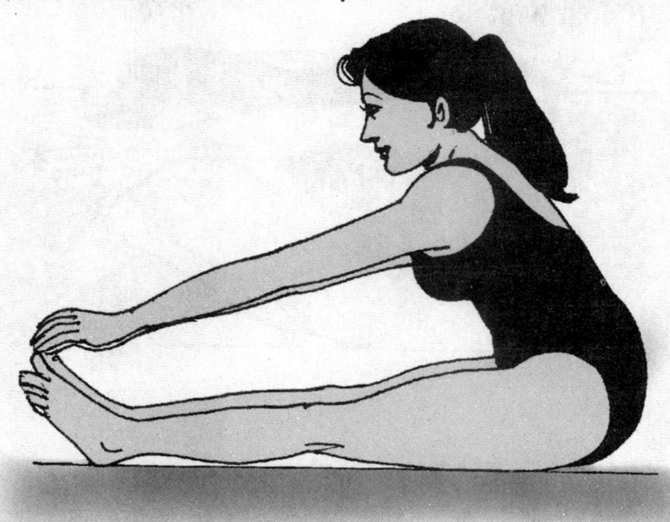

रोग दूर होते हैं। तिल्ली, जिगर, उदर संबंधी रोग, मंदाग्नि, रक्त की अशुद्धि, कमर का कुबड़ापन और टेढ़ापन दूर होता है। कद और आयु में वृद्धि होती है। मासिक धर्म के दौरान भी महिलाएँ इस आसन का अभ्यास न करें। इस आसन को थोड़े विश्राम के बाद सामर्थ्य के अनुसार 2-4 बार किया जा सकता है।

मृगासन

पहले टाँगों को मोड़कर उनपर बैठ जाएँ। अब थोड़ा सा आगे झुककर पेट और छाती को दोनों जाँघों से सटा लें। दोनों हाथ पीछे ले जाएँ और उन्हें सीधा तानकर रखें। कूल्हों को पीछे से ऊपर उठाएँ, ताकि दोनों अंगों में फासला बन जाए। कमर को सीधी रखते हुए आगे की ओर झुकें; परंतु कमर, पीठ, गरदन एक ही सीध में सीधे रहें और दृष्टि सामने की ओर ही रहे। इस स्थिति में अपने सामर्थ्य और शक्ति के अनुसार कुछ देर स्थिर रहें। समापन पर वज्रासन की मुद्रा में पुनः आ जाएँ। थोड़ी देर विश्राम के बाद निर्दिष्ट क्रिया को 2-3 बार फिर दोहराएँ।

इस आसन के अभ्यास से पेट के चारों ओर एकत्र चरबी घटती है, गैस दूर होती है, पाचन-क्रिया सुधरती है, गठिया रोग दूर करने में सहायता मिलती है, मधुमेह रोग की तीव्रता कम होती है, टाँगें दृढ़ और सबल बनती हैं। कहा जाता है

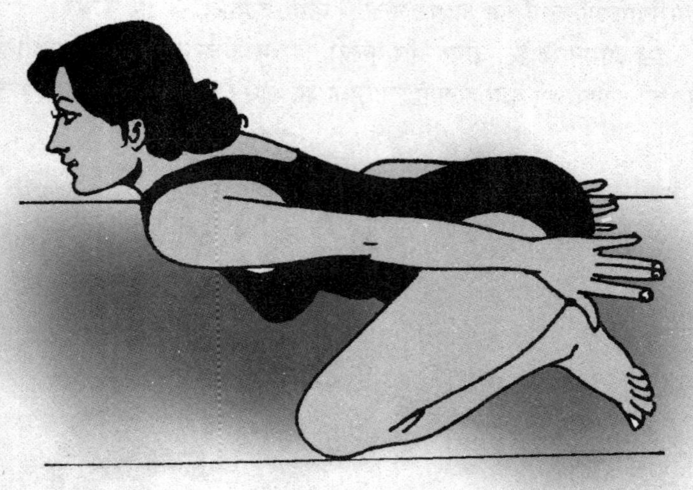

कि इस आसन से संभोग करने का सामर्थ्य और शक्ति भी बढ़ती है।

इस आसन में शरीर का भार पाँवों एवं घुटनों पर आ जाता है, कंधों पर भी दबाव पड़ता है, इसलिए सरसों के कुनकुने तेल से उक्त अंगों की मालिश की जाए तो ये लक्षण (दोष) समाप्त हो जाते हैं।

□

स्वस्थ रहने और मोटापे से मुक्ति के उपाय

★ शरीर की शक्ति और सामर्थ्य के अनुसार ही श्रम करें। श्रम के अनुपात में ही यथेष्ट भोजन करें।

★ उचित समय पर खाना, काम करना, श्रम करना और विश्राम करना स्वस्थ जीवन का मूल मंत्र है। जहाँ इन तीनों पक्षों का संतुलन बिगड़ता है वहीं शरीर के रोगी होने की संभावना बढ़ जाती है।

★ अपना काम स्वयं तो करें ही, घर के या बाहर के कामों में भी योगदान दें और अपने मन व शरीर को व्यस्त रखें; परंतु समय का दुरुपयोग न करें।

★ घर में खाली बैठने के बजाय सकारात्मक कार्यों में समय व्यतीत करें।

★ टी.वी. के आगे घंटों लगातार बैठकर कार्यक्रम न देखें, बस कुछ चुनिंदा, उत्कृष्ट और मन को प्रभावित करनेवाले कार्यक्रम ही देखें। देर तक टी.वी. देखने से आँखें थकती हैं और कमजोर भी होती हैं, कमर में दर्द होने लगता है। 'रिमोट' का प्रयोग न करें, बल्कि स्वयं बार-बार उठकर चैनल बदलें। यह कभी न भूलें कि 'टी.वी.' में 'off-button' भी है।

★ जहाँ तक संभव हो, बस स्टैंड, बाजार, दूध-सब्जी लेने, फल खरीदने या अन्य किसी काम के लिए पैदल ही जाएँ और साइकिल, स्कूटर, मोटरकार का प्रयोग लंबी दूरी के लिए या फिर आपातकाल में ही करें।

★ रोजाना योगाभ्यास, योगासन करें। इससे आपके मन और तन स्वस्थ रहेंगे।

★ सुबह लंबी सैर के लिए सूर्योदय से पहले जाएँ और इतनी तेज गति से चलें कि आपको पसीना आ जाए। इससे हृदय गति और रक्त-संचार में सुधार होगा, जोड़ों का दर्द कम हो जाएगा, श्वसन-क्रिया सुधरेगी, ऑक्सीजन रूपी ऊर्जा की पर्याप्त मात्रा से शरीर में नवशक्ति, नवचेतना, उल्लास और साहस का संचार होगा।

★ भोजन में शर्करा, नमक, चिकनाई का प्रयोग कम करें। बासी व सड़ी-गली

साग-सब्जी और फलों का प्रयोग न करें। सदा गेहूँ-चना या बाजरा-जौ के आटे का प्रयोग करें। थैली बंद आटा मैदा जैसा होता है, जो आपके स्वास्थ्य को चौपट कर देता है।

★ हरी साग-सब्जी, मौसमी फल, नारियल-पानी, नीबू, सलाद, रसोई में प्रयुक्त होनेवाले हितकर मसाले, देसी घी, सरसों का तेल या कॉर्न ऑयल, सूर्यमुखी का तेल, सोयाबीन, दूध, मक्खन, पनीर, दही, छाछ आदि का अपने शरीर की अवस्था और रोग-स्थिति के आधार पर प्रयोग करें।

★ बीयर, शराब, ह्विस्की, शैंपेन, देशी शराब, अफीम, नशीली दवाएँ और ड्रग्स, मोटा और लाल मांस, अंडे आदि का प्रयोग न करें। दूसरों के जोर देने, सामाजिक प्रतिष्ठा एवं झूठी शान के लिए अपना स्वास्थ्य खराब न करें।

★ सदैव घर में बने भोजन को ही वरीयता दें। बाजार में बिकनेवाले पिज्जा, फास्ट फूड, चाट-पकौड़ी, तले हुए भोजन से परहेज करें।

★ ठंडे पेय, चाय, कॉफी, आइसक्रीम में कैलोरी अधिक होने के कारण सीमित मात्रा में और कभी-कभी ही प्रयोग करें। इनके स्थान पर फलों के रस का प्रयोग श्रेयस्कर है।

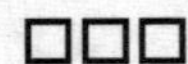